健康自癒就從抓痧開始

抓出病因，聽痧說話

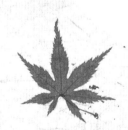

本書內容與案例均為個人經驗分享，如有病症不適，請先檢查就醫。

引言：寫在書前，我與抓痧的不解之緣

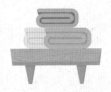

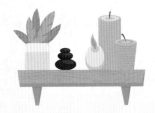

我與抓痧的淵源

　　回首我大半的人生，會和抓痧結下不解之緣，一切都要回溯到十七歲那年，我進入一位居士門下學習抓痧。對於居士本人的過往和經歷，我也是在兩年多的課程裡，從他斷斷續續的話語中拼湊得來。

　　居士是一位能人異士，收我為徒時已是耄耋之年，我們這些學生都曾眼見他擁有許多國家的醫師執照。也因為各國都有自己的醫師執業考試，須通過嚴苛考驗才能合法取得執照行醫。居士醫師執照，在當地行醫，從小他便在寺院裡成長，方丈見他天資聰穎，十歲那年將他送到英國讀書；當他二十五歲學成歸國時，方丈卻早已圓寂，當年疼愛他的師兄與前輩不是閉關就是生病，物換星移，人事已非，寺院對他而言早已不再熟悉；所以居士再度返回英國，學校的教授則勉勵他到美國去，考取美國的醫師執照。

　　居士在這幾十年的時間裡遊歷各國，並參與學術研究。他不斷學習，一直想找出一種不需要代償的醫療方式，比如說癌症，雖然可以化療，但卻有種種副作用和後遺症，為此居士一直著力於研究沒有副作用的治療方

法，也因此他考取各國的醫師執照並加入優秀的醫療研究團隊，希望可以認識想法契合的醫師來共同努力。居士的理念是堅決反對侵入性治療，不希望人因某種疾病吃藥，結果帶來另一種疾病——可以說，居士三十歲後的人生目標都在追求這件事。直到七老八十，居士才驚覺自己逐漸凋零，他開始正視：自己的時間是有限的，而他所擁有的技藝和知識將會失傳……

　　逐想起小時候方丈曾對他說過：「你的手將來要救很多人。不要忘記初衷，不要因此害人。」這句話成為居士人生最終的信念。他覺得當下的醫療體系只能針對急症、急救和有症狀的情況去做醫治；但世上毫無病徵的人那麼多，所有人真的都無恙嗎？在檢驗技術不發達的時代，這其實就是殘害健康的隱形殺手啊！

抓痧在台中生根

　　此時，居士回想起小時候在寺院所學過的「抓痧」，沒想到周遊各國數十載，最終還是回到原點！因此居士開始重拾技藝，並著手整理抓痧的教材，開始學習如何將這門技術教導他人與此同時，居士也認真思考要將傳授技藝和知識給哪些人。他聽聞日本人注重養生之道，因而先在日本開始推廣，然而一段時間後，居士

發覺日本的路線太商業化，並不符合自己的出發點，因此居士重回中國大陸。不過當年的大陸環境仍封閉，甚至看居士是個老頭，還會欺負他。這些年來，居士就是不斷往返日本、韓國和上海尋找適合的學生，最後他輾轉聽到一位良師益友的建議，說台灣人勤奮又純樸，於是居士將他畢生所學帶進台灣姑且一試。

到台灣後，居士落腳在台中一間寺院，長住幾個月之後，寺裡住持知道他是位能人異士，所以協助招生。由於居士年邁，已處在和時間賽跑的階段，因此第一批招收的學生多半為中醫師或國術館的推拿復健師，畢竟他們熟知人體的經脈穴道，學習能更易上手。居士自己並不在意收入，雖然學費高達五萬塊，但他全數捐予公益團體。會這麼做也是為了過濾學生，居士非常挑學生，當他認為學生沒有慧根或學習態度不佳，居士隨時會請他們離開，因為沒有必要浪費彼此的時間。我永遠記得第一次報到時，當時年僅十七歲，與一群年過半百的中醫師站在一起等候叫號，那個戰戰兢兢的自己。

過去的中醫師資格考試非常困難，三年才考一次不說，各家派系爭鳴、考試委員出題又刁鑽。所以只要是合格的中醫師，年紀多半不會太輕，在那個年代鮮少有年輕的中醫師。試想，三年才一試，如果考三次就得花

上九年的時間……不像近幾年大學還有設立中醫系，考試時間也沒有間隔那麼久。所以對於我的「同學」來說，我其實只是個初出茅廬的小孩子罷了。

是的，您沒有看錯，當時的我只有十七歲，既沒有中醫師執照，也沒有推拿師的資格。

上帝自有安排

我從國中時期就開始打工，在家裡眷村門口的美髮院當學徒。個案們都覺得我長相清秀，皮膚白淨，從事辛苦的美髮業有些可惜，建議我改行做美容。其中有位個案介紹我去她常光顧的美容院，店裡的美容師就是老闆娘本人，同時也身兼中醫師的資格，因此她懂得利用漢方研發保養產品。老闆娘很早就報名了居士的抓痧課程，但是等到她收到上課通知時已經是三年後的事。畢竟以前的招生沒有現在容易，資訊傳播速度不如現在的網路時代，相對較慢。

可惜的是，在老闆娘收到上課通知時已經準備移民加拿大，因為她先生考取了加拿大的眼科醫生執照。當時雖然還未正式開始上課，但已經繳交的學費沒有辦法

退，所以老闆娘向住持推薦了我，希望學籍能轉讓到我身上。

我常常會想，正因為老闆娘和母親沒有像溫室花朵般的呵護我，才有我今日的蒙福。我一直很感恩曾經磨難我的人事物，它們讓我在逆境中成長，感謝上帝安排，祂的恩典始終都夠我用。

我和抓痧的淵源要從成長背景說起，母親是出身嘉義大戶人家的千金小姐，在離婚後帶著我到處流浪，最後搬到台中再嫁給一位退伍軍人，繼父不辭辛勞地工作，卻因母親好賭成性，常常弄得家裡入不敷出。想當然耳，這段婚姻也不怎麼美滿。

在國中的求學生涯中，我遇見了教國文的周老師，非常感謝有她的提拔，她鼓勵並指導我參加作文比賽，讓我在比賽中成功得到好成績，也賺到兩百塊的獎金。周老師對我非常的好，常在課餘時間與我分享人生哲學，勉勵我不管如何困難都不可以放棄，要力爭上游。她知道我的家庭背景，也清楚我母親的狀況。因此一直持續在背後幫助我、支持我。在我沒零用錢也沒便當得餓肚子的日子，有老師跟同學的熱心分享，甚至每天早上還能在桌上看到大家幫我準備的早餐……感謝上帝，

能讓我擁有這樣的溫暖。

　　雖然家裡的生活並不寬裕，但也沒有到三餐不繼的程度。我們小孩子的晚餐都是媽媽早上在菜市場買好現成的熟食，放到傍晚我們放學回家後再加熱來吃。媽媽總是以我的名義到處向親戚借錢，以我生病了或學校要繳交費用等藉口，一拿到錢就上賭場，只不過，十賭九輸。

　　國三時我考上了理想的學校，周老師來到家中向媽媽勸說，表示我取得了獎學金資格，甚至願意負擔我的學費，希望媽媽能同意讓我繼續升學。不過媽媽最後還是拒絕了周老師的好意，因為我一旦去念書，就沒有辦法打工賺錢養家了。直到現在，每當我想起周老師，心裡還是感到很難過，想到媽媽當時把周老師推出家門，想到老師愧疚地對我說：「對不起！老師沒辦法幫妳……」想到媽媽失禮的對老師說：「我不是付不起學費，我是要她賺錢來養我。」的確，我們家不是負擔不起學費，我繼父不僅認為教育的錢不能省，也很支持我繼續升學，甚至還把我的學費都準備好，只不過錢都被我媽媽收走了。她說什麼都不願意讓我繼續升學。我還記得，周老師拜訪的那天，當晚我是多麼地傷心。

從美容師到抓痧師

　　國中畢業之後，媽媽要我直接去當學徒，她希望我有一技之長後能賺錢給她。但我不甘心，隔年自己報名了五專聯招，成績發放的日子很快就到了，媽媽卻把我的成績單丟掉，我只能致電考試中心，無奈對方卻也不告訴我成績，我索性直接跑去台中的大考中心查詢，發現自己能選填的志願很多，但一時之間卻不知道要填什麼科系，後來聽了其他長輩建議，我選填了會計統計相關科系，也順利考上台中商專。但在開學後，媽媽隨即到學校替我辦理退學，校方明白箇中原由之後很同情我，幫我轉學到夜間部，讓我能白天在美容院當學徒，薪水一千五，晚上課後到中華路夜市賣木瓜牛奶，薪水八千。

　　說是當學徒，其實老闆娘幾乎沒有主動教我任何技術，因為我剛到店裡沒多久就碰上老闆娘剛好要臨盆。我只能從旁觀察她的手法，然後靠自己琢磨精進，孩子出生之後幾乎都是我在帶，舉凡換尿布、清洗衣物、家事等我都要做。但個案來了，我也要幫忙做臉，久而久之，那些個案都稱讚我的技術比老闆娘要好，說不需要指名老闆娘，直接請我做就好。某天老闆娘告訴我，她準備移民，要把學抓痧的機會讓給我，雖然一時間手足

無措，但我也只能接受。不過我沒有學費可以交給老闆娘，所以她帶我去台中當時很有名氣的「馬老師美容店」，經過店內的測試後，馬老師對我很滿意，和我簽訂了兩年合約，每個月薪水一萬二，然後再從中扣除五千給原本的老闆娘，一共要給一年，所以總共是六萬元，多給一萬的理由我現在早已遺忘，雖然當時的我柔弱又膽小，但心底其實很想看看外面的世界，所以就答應了。

後來我才知道，原來馬老師肯給我那麼高的薪水，是因爲聘我當分店的店長。進去店裡工作後，我才發現自己的確比其他美容師要出色，仔細想想也發覺老闆娘其實很有兩把刷子，讓我只是從旁學習就能學到那麼多又那麼好。在馬老師店裡工作期間，我也被許多來台中作秀的知名藝人、還有綜藝一姐指名服務；同時我也開始準備和居士拜師學抓痧。

這就是爲什麼我明明連中醫師的資格都沒有，卻可以和居士學習抓痧的原因。不論是老闆娘、馬老師還是住持，終究有人在背後看到了我的努力跟認眞。

第一次跟居士上課時，我到寺院報到，現場總共有 289 位學生，我是最後一個。一開始由住持篩選，大

約刷去了四分之一的學生。那時候我非常害怕，心想都被「賣掉」六萬塊了，千萬不可以被淘汰呀！正式上課之後，幾乎每堂課都有人放棄選擇離開，兩年課程到最後只剩九位學生。當時每週上課一次，每次兩個鐘頭，課堂上都要抽背穴道，這對中醫師來說雖然不難，但我沒有這方面的基礎，只能死記、硬背。還記得居士總是身著一襲灰白色長袍，精神矍鑠，不苟言笑，常拿著藤條走到學生面前指著穴道要人馬上回答，稍有停頓，藤條就往課桌上拍打……答不出來受辱的同學往往下一堂課就不會再出現了。我深知自己沒有中醫的基礎，所以特別用功。到後來只要居士點名的學生沒有給出正確答案，下一個被抽點的人肯定是我；此時居士就會用流利的台語對大家說：「你們這些中醫師，居然還輸給一個孩子。」

很難相信來台灣之前從未接觸過台語的居士，到台灣後竟然可以把台語說得那麼好，儘管已經高齡，學習能力還是如此優秀。就連上課時也常聽到居士以英文或拉丁文來提及醫學上的專有名詞。當時我真的很崇拜居士學識淵博，而我只能盡力跟上腳步，在課堂上勤做筆記，下課後自己去圖書館找答案，那是個沒有電腦的年代，所有知識都得來不易。雖然課程的壓力很大，但我真的獲益匪淺，一直到現在都還是受用無窮。

第一次抓痧體驗

有一次我爲了趕著上課，反覆淋了三次雨，人在課堂上已感覺到身體有些不對勁，居士走到我面前，他將手放在我額頭前方，雖然沒有碰到我，但我的頭髮似乎都被他拉起來了，頓時覺得人舒暢許多。當時心裡只想著居士眞是高深莫測，是不是懂氣功似的異術？有時在課餘期間，大家還能看到他在打太極拳之類的比劃。上課一年半之後，我們終於要正式開始學習抓痧，這時居士卻告訴大家，先前所學的穴道經絡都用不著。前面的學習只是爲了砥礪我們的心志，要挫磨中醫師們的傲氣，這時上課的人數僅剩不到三十人，減少了十倍左右。當我十九歲，已經上了兩年課，即將要學針灸之時，居士驟然和我們剩下的九位學生道別，他知道自己的生命即將走到盡頭，對我們說：「不要廉價的爲別人抓痧，能量要平衡，你們要好好珍惜這雙救人的手，珍惜這得來不易的技藝。」

居士認爲諸多疾病與能量的不平衡有關，也和情緒影響有關；我們所有的情緒包括憤怒、憂鬱、煩惱、驚恐還有悲傷……都會造成瘀堵，進而成爲痧。所以〈箴言 17:22〉有云：「喜樂的心，乃是良藥。憂傷的靈，使骨枯乾。」然而我們卻很少喜樂，其實上帝早就將良

藥放在我們手中，很多人卻不知如何使用，不知要信靠祂。總之，居士的告別對於當時只有十九歲的我來說，實在不知道如何反應。尤其我從小就不是在一個充滿愛的環境裡成長，對於情感並不敏銳；多年後的我，已重新找回人與生俱來的自然感受，回想起居士的離開，我心裡常感到萬分難捨。雖然我們只有課堂上的互動，師徒之情也因時空相隔遙遠，但我仍深深感念這位恩師，是他傳授了我淵博的學識與抓痧技藝。

我還記得近二十年前，當時的我還是以美容師為主業，抓痧只是偶爾為之的副業，卻在某天夜裡，夢見居士對我說：「現在全世界只有妳懂得抓痧，所以妳要將抓痧發揚光大，要傳承，這是妳的使命。」夢醒之後，我仔細思考，的確我們僅剩的九名學生中，除了我以外，其他都是六七十歲的中醫師，或許他們還來不及傳承就可能離世，於是我下定決心要將抓痧這門技藝發揚光大，不讓它失傳。

恩典無所不在：上帝祝福的「千羊」

一開始我沒有建立品牌，只是單純地把技術授與他人；直到近年臉書蓬勃的時代來臨，有位老師替我取名為「千手拂」，我和幾位學生就正式以此名稱作為我們

抓痧的品牌，然而後來，這個品牌名稱遭人濫用，我想要重新包裝卻毫無頭緒。

信主不久後，我向上帝禱告，請祂賜予我一個啟示，讓我能重新建立一個品牌。自此之後我常常看見很多綿羊，夢中也好，生活也好。某天走進百羊書房，想起自己看到的異象，所見的羊隻豈止上百，可能都成千上萬。於是在五年前，我將抓痧的品牌重新定名為「千羊」，並在後來進一步成立協會推廣抓痧。

每年 12 月我都會舉辦報佳音活動，這是我對神的奉獻服事，感謝神讓我經歷這麼多的美好。是的，我們都是神的小羊，如同〈詩篇 23:1-4〉所言：「耶和華是我的牧者，我必不至缺乏。他使我躺臥在青草地上，領我在可安歇的水邊。他使我的靈魂甦醒，為自己的名引導我走義路。我雖然行過死蔭的幽谷，也不怕遭害，因為你與我同在；你的杖，你的竿，都安慰我。」

出版這本書，也同時伴隨著社會責任，讓我覺得需要站出來，以正視聽。因此我要求自己的學生必須謙卑並誠實，有的抓痧師很驕傲，覺得自己掌握了這罕見又特別的古老技藝，可以徒手使人出痧非常了不起，他們沒有報償自己辛苦練得的技藝，反而洋洋得意。甚至有

些人都還未將抓痧的技藝參透就出來開班授課；有些人則是連技藝都尚未磨練好就成立店面替人抓痧，這些都是不謙卑不誠實。若人人都能做到謙卑與誠實，早就世界大同。我深知要謙卑和誠實不容易，因此以身作則，也要求身邊的學生做到。

路很難走，但我們要把它當成人生持續的目標，凝聚善的力量。 如同我們信主，從感謝神開始，凡事謝恩，自然就會謙卑，不會驕傲。當我們感謝神的時候，必會放下驕縱，同時讓我們心裡的善滋生。我並不刻意要求學生和我一樣是基督徒，但我會慢慢地引導，在課間帶領大家一起禱告、播唱詩歌。

上帝安排的時刻

提到我信主的過程，也是奇異的恩典；回想起我的人生中，雖然當時還未信主，卻已在三次的親身經歷中，體驗到上帝的慈愛和恩典。2013 的 12 月 27 日，我因進行子宮摘除手術，而有了可怕的經歷。因為我的子宮內膜過厚，導致三週來經一次，長期嚴重貧血，血紅素時常低於 6，面色蠟黃，血液中的含氧量過低，長期服用鐵劑後，又產生其他的副作用……想想孩子們也大了，不再需要生育，而且所有的醫生也建議我摘除子

宮。那天早上我八點進手術房，手術很順利，醫生還對女兒說我的子宮很乾淨，沒長任何東西。接著我被推進了恢復室，直到下午三點，我先生焦急的進入恢復室，我才醒來。

但在恢復室的這段過程中，我做了一個可怕的夢，夢見自己躺在病床上，無法動彈，一隻大狼狗從左前方，露出凶惡的眼光慢慢逼近，接近到我能清楚看到牠張大了嘴正要咬我……我嚇得醒了過來。在夢中我還聽見一首很熟悉卻不知名的英文歌旋律，當時的我並不知道這個夢的意涵，直到後來才知道這是一場是屬靈的爭戰，而最終，上帝得勝。

醒來後，我看見先生擔憂的臉，一旁的麻醉科主任如釋重負，卻又萬分抱歉地對我說道：「感謝主！妳終於醒了，很抱歉！麻藥下太重了。」難怪我在夢中還隱約聽見一句：「主任！病人快不行了，血壓降到 20，要打強心針了。」這原來不是夢，是真的。因為我開刀的那間醫院沒有麻醉科門診，開刀前未能事先諮詢，也，沒有我在上一間醫院的舊病歷，所以麻醉科主任只能按照我的身高體重判斷下劑量，他也沒有錯，只是我長期血紅素太低，血液的含氧量遠遠不足，所以才出現這樣的狀況，為此他深感抱歉。而身為基督徒的他，沒

有推卸責任，一再為我禱告，感謝上帝，讓我平安歸來。

2015 年 4 月，我認識了教會姊妹，她是我聖靈的母親，感謝她一直以來對我傳福音。其實她是我的個案，每次來抓痧時，她都會播放詩歌，有一次，我聽見了夢中那首熟悉的旋律而問她：「這首英文歌也是詩歌嗎？」也順口跟她說起我在恢復室的噩夢，她為我解夢：「妳夢中的狗，代表取妳靈的惡鬼。但夢中的詩歌〈You Raise Me Up〉帶來了天使，神差遣天使來保守妳的靈。所以，主耶穌基督得勝，妳平安醒來。」

聽完她的話，我非常感動。她以前跟我講《聖經》和上帝，我沒有留心，總當作聽聽故事。但這件事情讓我正視這些體驗，感謝上帝。因為手術完隔天我和護理師聊天時說：「妳們播放的音樂很好聽，很放鬆，是哪首歌？」沒想到護理師回答：「沒有啊，怎麼可能播放音樂？我們還怕干擾儀器呢。」感謝神，這讓我確信，我所經歷的一切，都有祂慈愛的觸摸，如同〈約翰福音 1:16〉：「從他豐滿的恩典裡，我們都領受了，而且恩上加恩。」我接著又和這位教會姊妹說起其他的經驗，在我這一生當中，經歷〈You Raise Me Up〉這首詩歌的旋律在耳邊響起，一共有三次。

一首詩歌的恩典記號

　　第三次是 2014 的 4 月 6 日，我和一個學生去韓國玩，要回國的那天，我們在樂天飯店吃早餐，但我突然肚子痛，所以先回房間的洗手間。從電梯出來後，還要走一段很長的走廊；左轉後，我瞥見身後有一個人影，正對著我使用手機，雖然看似沒有什麼，但我卻感到十分恐懼，腦海中瞬間浮現一個畫面：那個人想把我拖進某個房間，他要摘除我的器官。因此我以最快的速度跑回房，快速關門後，我從貓眼看見那個人被我關在門外。我躲進洗手間，萬分恐懼的拿出手機，想發訊息給我的學生，請她回房一定要有服務員同行。一打開通訊軟體，發現一個從未傳訊給我的朋友，傳了一個影片給我，點開才發現，又是這首詩歌！在我聽歌的當下已不再恐懼，即刻感到平安。後來學生跟著飯店的中文翻譯回房，我們趕忙退房回台灣。

　　而第一次腦海中響起這首歌的經歷就更久遠了，事情發生在我國二的時候，當時我最好的朋友轉學去了台北，放暑假時她回台中找我玩。我發現她送我的皮夾不見了，我問媽媽，想當然耳，她回答不知道。我和好友走到巷子後面的大水溝旁聊天，卻在水溝裡看到皮夾，我拿鉤子想把皮夾鉤起來，裡面有我存了很久的一千

元，而且皮夾是好朋友送的，我很珍惜。她當場安慰我，會再送我一個新的皮夾，不要難過了。我心裡明白，一定是媽媽拿走了錢，把皮夾丟進水溝。我回家跟媽媽一說，她惱羞成怒，要我跪下，朋友也跟我一起跪，後來媽媽把一氣之下我們趕出家門……朋友好心問我要不要跟她回台北住幾天？我謝絕了她的好意，跟她道別。當晚，我在家門外站了一個晚上，直到媽媽睡了，家裡的燈都熄了，我知道她今晚又不讓我回家。我腳上沒穿鞋，外面下著細雨，這次我再也不想在門外站一整夜了。萬念俱灰之下，我漫無目的的走，從陸光九村，走到昌平路，再走到三分埔……行屍走肉似的往前走，連經過公墓都不再害怕，臉上分不清是淚水還是雨水，走著走著到了三光巷，進入一個透天的社區，看到遠處某個屋簷下有溫暖的暈黃燈光，我就走過去躲雨，縮著身體蹲在地上。

不久後，有位阿姨出來丟垃圾，看到我前來關心詢問。可是我太傷心了，說不出什麼話來。她看到我全身濕透，也沒穿鞋，就帶我回她的家。一進門，我就聽到這首詩歌，她是一位基督徒，把家裡布置得很溫馨，客廳就有一個很大的十字架，吸引了我的注意。她讓我洗澡換衣服，要送我回家，但我還是一直哭，那時的我畢竟年紀還小，所以一點小事都會感到絕望，又想起自

己從小就沒有母親的疼愛，不知未來該怎麼辦，覺得好像世界末日……阿姨講了許多勸慰我的話，留我在客房睡了一晚。隔天我醒來後，發現腳底都是傷，連站都痛，幾乎沒辦法走路。阿姨找來一個輪椅，推我上車，開車送我回家。為了避免媽媽產生不必要的誤會，她只送我到巷口，沒有留下任何聯絡資料，我也沒記下她的門牌。

回到家，媽媽依然對我惡言相向，不過也不曾再把我趕出門了。過幾天我的腳好了一點，想騎腳踏車想去找那位阿姨向她道謝，卻怎樣都找不到她的家；但我一直沒有忘記那首詩歌的旋律。或許，她就是神派來安慰我的天使，要讓我明白神一直看顧著我，這些經歷，都是恩典，我在 2016 年 5 月 23 日受洗，我明白自己時常在生活中經歷神的恩典，感謝主。

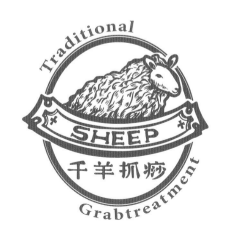

chapter ①

抓痧，
一門古老
的技藝

「痧學」甚早立足於中華醫療文化，並於清代開始蓬勃發展研究；
相關文典著作如下：

《痧症玉衡》
《痧書》
《痧症全書》
《痧症備旨》
《痧科》

1-1 抓痧的起源

　　抓痧是一門瀕臨失傳的古老技藝，有著傳奇的故事，據我的老師說，起源於北宋時期，大約公元 960 年。而這門技藝外傳，據聞與某位歷史英才有關聯。某年，英才壯士生了一場嚴重的怪病，四處尋訪良醫，皆不見成效。

　　有位惜才的將軍聽聞某個著名寺院，或許有辦法醫治，於是他背著壯士往山上的寺院求醫。經過幾個月的抓痧治療後，果然康復。康復之後，壯士深感抓痧有著起死回生的功效，若能造福百姓拯救更多的人，也是莫大的好事。

　　他替那些沉痾難治的百姓請命，希望寺院的武僧也能替民間病人抓痧，同時也到各村張貼布告，對於藥石罔效的病患來說，猶如一線生機。當然，富人可以聘僱馬車前行，但離藏於深山的寺廟仍有一段必須步行的山路。很多病患往往在步行的途中，耗盡體力，不治身亡。僅具備長途步行的體力的病人，才能得以成功抵達山上寺院，獲得調理。

隨著很多人因抓痧獲治久病，越來越多人希望抓痧的武僧能下山教學。但武僧因爲戒律，所以無法下山，於是村民上山求敎。可惜這些村民大部分都是農夫或壯丁，有長途步行上山的體力，卻沒有足夠的能力，習得此技藝。

但也因此發現讓「出痧」的重要性被看見，研修者開始無所不用其極，就是要出痧，像調資料一樣透過出痧把舊傷調出來，重啓身體的自癒機制。相傳，想促進出痧的人一開始用樹枝刮痧，可是往往會刮傷皮膚，反而造成感染潰瘍。後來，家裡隨手可見的鍋碗瓢盆成了好選擇，不僅不刮傷皮膚，又能出痧，後來，才慢慢研發出以牛角等材質製作各種刮痧板。

總之，現在我們所見爲了出痧，坊間有各種方式和工具；例如刮痧、捏痧、搓痧或拍痧……但最早期都是徒手出痧，所以這就是抓痧的起源。但爲什麼現在的人都知道刮痧，卻對抓痧一無所知？只能感嘆抓痧這門古老的技藝，在一千多年的遞嬗中，逐漸失傳。

1-2 痧是血管中的不定時炸彈

　　首先，我來說明什麼是「痧」。在我們的血管中，包含微細血管，都有血栓，這就是痧。只要有皮膚和血管分佈的部位，就能抓得出痧；換言之，痧存在於所有的血管之中。一個人的全身血管大約長十萬公里，可以繞地球兩圈半，這麼長的血管埋在人體裡，彎曲重疊；微細血管破裂或缺少一個都還無妨，它會自行癒合銜接，但動脈或大血管則無法自行癒合銜接。

　　在血管中，除了血液，也有氧氣和二氧化碳，當二氧化碳、氧氣累積成團，就稱之為氣結，阻礙血液流動。一旦越積越多，當氣團和血栓結合時，沒有流動，沒有剝落，血管就會變硬。例如我們快走或憤怒時，這些血栓跟著血液流動，流到較為細小的血管時，就會堵塞，造成痠麻，甚至局部壞死。

　　因此若能在痧還在血管中輕微累積時，利用熱力加速力的方式抓出痧，使一部分的痧慢慢溶解於血液中，就能促進代謝。所以抓痧的好處在於不侵入，不破壞，沒有代償、副作用和後遺症。

血栓

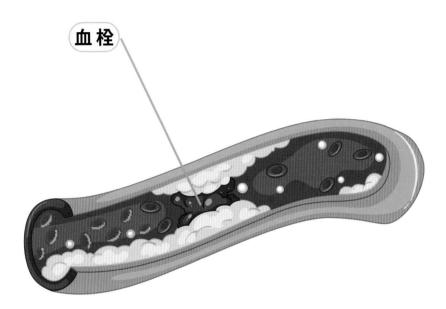

子宮內膜異位

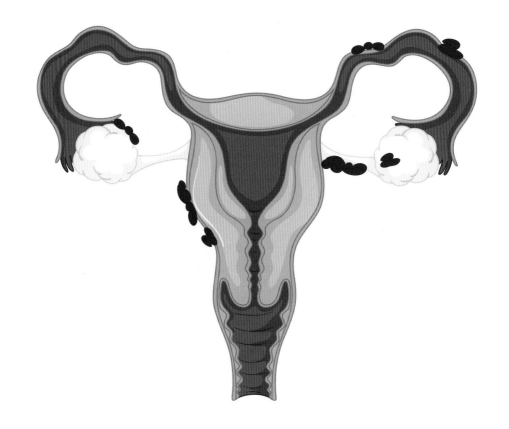

　　如圖示，子宮內膜異位，比較常見的症狀是經期來時異常疼痛，這是因為經血沒辦法順利排出。

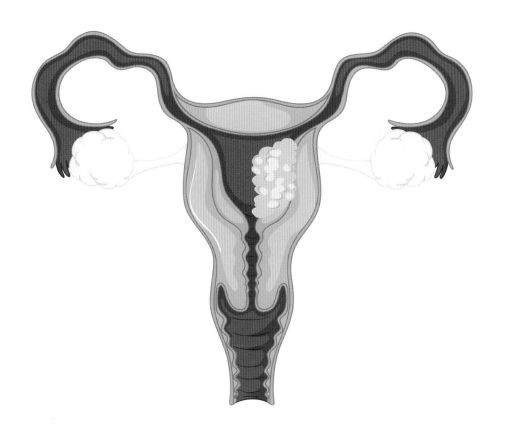

子宮內膜癌

　　當子宮內膜在正確的位置時，經血可以順利從陰道流出，等到月經周期結束，內膜會縮小。當經血無法正常排出時，便會造成瘀堵。

從圖中我們可以看見，深色如同血塊狀的物體就是血栓，就是痧，一開始累積時當然是軟的，久了就會越來越硬，產生病變與癌症。這張圖中，痧痧堵在心臟，這就是我們所說的心肌梗塞。

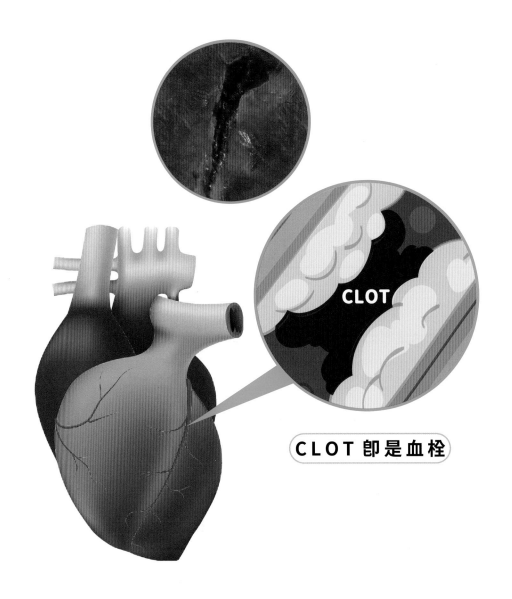

CLOT

CLOT 即是血栓

從圖中我們可以看見，右上方白色的部分就是膽固醇累積而成的脂肪肝，左上和中間分佈的黑色點狀和塊狀的部分就是血栓，易形成腫瘤和癌症。當外科手術開刀把內臟拿出來時，血栓都看得很清楚，可是當臟器在身體裡面時，我們是看不見那些栓塞的；在身體裡面，是以「痧」的形式呈現在血管中。

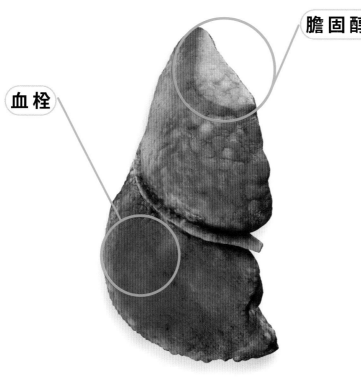

膽固醇累積

血栓

脂肪肝示意圖

問題，就出在「痧」！

　　普羅大眾並不明白抓痧、刮痧、拍痧，還有按摩的差異，所以在這一章，我會說明這些差異，給予大家正確的觀念，以及這些行為差異在哪裡，再說明為什麼抓痧最適合你。許多人標榜抓痧，卻不是真正的抓痧。居士在夢中告訴我，只剩下我會抓痧，就是一個警示。畢竟碩果僅存的九個學員裡，我最年輕，我的工作圈也可以讓我推廣抓痧。換算一下其他八個人，現在也七、八十歲了，或許已經沒有足夠的時間和精力推廣抓痧。

　　我對學生的要求，除了人品和態度外，還有就是必須把抓痧當成終生事業。為了正本清源，我採取一次收費，終身學習的方式，看顧著學生們，不要自以為學會就離開，出了什麼問題都不知道。有很多抓痧師的手法錯誤，譬如捏、拍、按或刮，因為大家對於抓痧不瞭解，所以容易被矇騙，以為只要能看到痧，就是正確的方式。

　　拔罐的負壓作用，會使得局部迅速充血、瘀血，容易發生微血管破裂，破壞紅血球，甚至發生溶血現象。而刮痧的問題在於不懂得往身體上方刮，只會一直往身體四肢的末梢刮，這樣等於好不容易從身體中刮出

痧，卻又把氣全部趕到四肢末梢。我們的心臟賣力的工作，輸送氧氣到四肢末梢，再從靜脈回流，但隨著年紀漸長，回流的效率越來越差，刮痧只是將痧加速趕往末梢，造成氣結瘀堵，無法回流。所以常常能見到患者全身刮完了痧，但手指和腳趾卻紅腫，就是這個原因，這時候有些人會選擇刺破手指腳趾放血，而刮痧師給你的理由只是血液循環不良，殊不知，往四肢末梢刮痧，本來就是讓血液循環不良的原因之一。

血栓是無所不在的，每天都在形成和溶解，隨著年紀增長和生活中的壓力，在人身上所形成的血栓更多。更何況現代人必須面對的生存挑戰，比以前更加艱難，很多人因為無法面對困境，負面情緒嚴重影響了身心健康。

尤其我們每天分泌那麼多的壓力荷爾蒙，也被稱之為死亡荷爾蒙，存在我們血液當中，透過我們的神經接收荷爾蒙所分泌產生出激素，當腦神經接收後，引起脈衝，產生一連串的反應。這些反應皆影響我們血流的速度，或快或慢，萬一失去原本正常的速度，將連帶影響血栓剝落。

　　當血栓剝落時，我們無法得知血栓的大小、軟硬和阻塞的位置，只要沒有出現病徵，我們都不知道，難道真的要等到意外發生嗎？若能平時抓痧，就能有效的疏通瘀堵，避免栓塞。回過頭來說，當情緒影響身體，產生疾病，所造成的血栓，比起飲食不當、居住環境不良更來得嚴重，當然飲食不當和居住環境不良，也會影響身體健康，但那皆屬於長期累積的外部因素。

　　爲什麼很多人長期做大夜班的工作，做了四五十年，還是沒有生病？而有些人作息正常，飲食清淡，卻全身是病？這都和情緒引起的內部因素有著極大的關聯。

我有個學生，終於遇到非常好的男友，感情甜蜜穩定，正當壯年，看起來身體非常健康，沒有任何病歷，但卻意外猝死。其實身爲抓痧師的女友已經有在幫他抓痧了，早在那時我已經判定他很可能會發生心肌梗塞，提醒他們千萬要注意。

　　很多人就像這個案例，看起來非常健康，身高體重也非常標準，卻還是猝死，問題可能是出在體內所產生的「痧」。

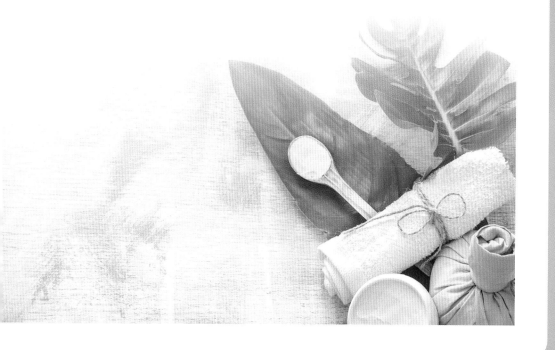

1-3 為什麼抓痧最適合你

常言道：「自信死於智慧。」沒有智慧，哪來的自信？所以這句話的意思點出關鍵在「缺乏智慧」，智慧不夠，再多自信也沒用。我們可以樂觀看待：「人難免一死，猝死可以少受點苦。」但卻也可能因為沒有任何徵兆，而來不及安排身後事。然而一個優秀的抓痧師，可以從痧的顏色、形狀等等呈現，來辨別身體的健康狀況；關於如何「辨痧」，破解身體的密碼，我會在第三章說明。

還有，常見的按摩，按到的是肌肉，雖然能暫時改變血流速度，但所獲得的改善其實很有限。拍痧、搓痧和捏痧，也是藉由拍打、搓揉和揉捏的方式出痧，但你又如何確定出的真的是痧？還是微血管因外力而破裂？當多次的皮下出血後，久而久之血管將失去應有的彈性，反而加速血管老化。

所以這些需要藉由工具和外力的出痧方式，都不是抓痧。因為抓痧必須徒手，靠熱力加速力，而不是按壓或推擠皮膚表面。當熱力加速力的抓痧後，汗腺就會擴洩，大量排汗，而那些汗也會將體內沉積，無法代謝的重金屬，例如鎳、鉛、銅和鎘帶走。就像醫學研究報告指出，馬拉松選手較少罹患重症，而每天要跑三十公里，才能有效排完重金屬。但抓痧所需的時間不長，大

約四十分鐘到一小時的療程中，就能達到跑二公里的排汗量，又能避免運動過度所造成的肌肉痠痛，或橫紋肌溶解。

綜合種種以上的分析，現在你知道，為什麼抓痧最適合你了吧。我們知道運動和吃營養食品當然也很好，但成效不如抓痧來得立即有效。常常有人因為不舒服而去刮痧、拔罐或按摩，但完全沒有改善，直到抓痧之後，才獲得立即的效果。當然，喜樂的心也很重要，因為能夠有效的避免「痧」的產生。而抓痧能將已經產生的痧帶走，讓身體自然恢復，產生自癒力，避免重大疾病或栓塞。抓痧雖然不能帶來營養，但卻能有效率，不須代償的將痧排出，預防重於治療，這才是真正的保養身體。就如我的母親，就是一個顯而易見的實例，她從重病癱瘓，連壽險公司都判定只有 [死亡給付] 一途的情況下，經過我好幾個月，每天為她抓痧，慢慢恢復到生活可以自理的狀況，多活了十六年，後面我會再仔細說明這些案例。

什麼是死亡荷爾蒙？

腎上腺皮質醇（cortisol），被稱作「死亡荷爾蒙」。壓力過大時，身體會快速分泌腎上腺皮質醇，以應付緊急情況。當腎上腺皮質醇分泌過多，將會導致記憶力衰退、反應變差、血管脆弱、消化道潰瘍，引發糖尿病的機率大增。我們常聽到的過勞死，就是腎上腺皮質醇長期分泌的結果。因此，專家建議多補充維生素 C，睡眠充足以及多運動，即可預防。

chapter ②

抓痧的好處和基本觀念

2-1 精油，是抓痧師的「好幫手」

　　「工欲善其事，必先利其器」，好的廚師需要好的廚具，才能大顯身手。同樣的，抓痧師的工具雖然是回春妙手，但我們也需要「好幫手」，讓抓痧的效果事半功倍。一開始我是用坊間常見的嬰兒油抓痧，但畢竟是礦物油，對皮膚不好，也容易讓手長繭。後來我改用甜杏仁油或荷荷芭油，但容易酸敗，油耗味很重，皮膚吸收後也不好。

　　我二十五歲那年，看見靜宜大學招收第一屆精油班，就去報名學習精油相關知識。而精油的種類那麼多，各種功效都不同，所以我教學時也會教學生使用精油。比如說頭痛發熱，吃藥二十分鐘後才感覺到效果，但抓痧五分鐘就能改善，在這五分鐘內，讓身體的熱氣排出，加上薄荷精油，就能立即見效。有次我和作家朋友，也是我的執行主編林思彤開會，那天下午是台中入夏以來的最高溫，一進會議室，我就發現她的臉色不對勁，她也說有點頭暈，不知道是不是因為今天太熱的關係。正好我隨身包裡有罐薄荷精油，就幫她的頭頸抓痧，一抓痧我就說：「妳一直在發熱，都是熱氣。」她說：「可是我進大門時量的體溫正常，我也沒覺得體溫變高，我只覺得暈眩，像快中暑。」

抓痧五分鐘後，我看到她臉色馬上回復正常，她說：「太神奇了，我感覺神清氣爽，不暈了，而且薄荷的味道好舒服，謝謝老師，我又有精神繼續工作，彷彿再連開三小時的會也沒問題！沒錯，用對精油，配合抓痧，改善效果就是這麼快。精油的使用範圍很廣，就像我幫癱瘓的媽媽抓痧，用的就是不凋花精油，而且它有「千年化瘀」的美名，連頑劣堅硬的痧都能「軟化」，消腫化瘀的功效奇佳。

找到適合你的精油

精油是抓痧師不可或缺的好幫手，所以精油的挑選很重要，有些抓痧師使用的精油濃度不夠，或拿不到純質的精油，參雜太多物質，當然沒有辦法發揮精油的功效。就像很多人因為不適，而來抓痧，有感抓痧的好處，才會持續來抓痧，像我很多個案都抓了二十多年。而當行程繁忙，無法常常抓痧時，也可以選擇自己適合的精油，幫助自己放鬆解鬱。

精油是由化學結構分子所組成的，這些分子正是我們需要，卻又難以得到的。例如葡萄多酚，可以抗氧化，但卻要吃大量的葡萄，才有一點點的葡萄多酚。而精油的高濃度，一點點就能滿足所需。當我們透過嗅覺，吸

收到精油裡的化學結構分子後，觸動神經系統，使所有的細胞放鬆，你會突然覺得心情很愉悅，人變得放鬆緩慢。像我某次使用依蘭精油後，感覺有點昏昏沉沉，整個人慢下來，一量血壓才發現血壓降低許多，這是我的親身體驗。有讓血壓降低的精油，也有讓血壓上升的精油，例如迷迭香，就會讓血壓上升，因此不建議高血壓的人使用。所以如何使用精油，也是一門學問。

而因為 COVID-19（新冠肺炎）的爆發，人心惶惶，就常有人問我此時可以怎麼「保護」自己？這時候，綠花白千層就是強而有力的精油，它卓越的「能力」，可以有效殺死病毒，因此有「病毒殺手」的美稱，當我們使用綠花白千層精油抓痧時，能夠提升並且穩固免疫系統。當我們的免疫力增強時，就不容易被病毒侵襲。

抓痧的體驗是非常具體的，但精油則是偏向感官和能量的體驗，因為它並不是植物死後的萃取物，而是植物活著的時候萃取，加上高濃度。幾千公斤的玫瑰花，才能萃取一點點精油，因為花瓣的重量輕，油脂少。然後又因為要維持良好的成分和能量，連採收的時間和方式都有限制。而精油所給予的能量，也有多方研究指出，可以舒緩負面情緒，進而改善身體的健康。例如韓國的梨花大學，近幾年來研究橙花，改善婦女更年期的

症狀，不一定要服用荷爾蒙，讓身體承擔副作用的風險。而且因為精油是氣體的揮發，吸收完之後，隨著呼吸，馬上就離開你的身體。我們不能用「藥」的觀念，來看待精油的好處。

抓痧是終身志業

目前抓痧一次的公定價是女性兩千五，男性則是三千。因為男性的肌肉結構較硬，就算身材瘦小，也比女性來得難抓痧，相對抓痧師所費的體力比較大。但不論是哪個性別，抓痧師都會將痧抓出來。隨著客戶對於精油的需求，我們也會幫個案調配專屬精油，調配自己的專屬精油，只收成本價兩千元；為了回饋客戶，每次抓痧費用便宜五百，也就是說，使用專屬精油，抓痧師的技術費只要兩千（男性兩千五）。為此我心心念念，尋找全世界最好的精油，就是為了提供最好的服務。當然我也遇過有個案說使用坊間常見的嬰兒油即可，但我會拒絕，一來是精油讓抓痧的效果加乘，再者是保護抓痧師的手，不長厚繭。

我曾遇過個案揶揄：「只能用妳的精油，也太跩了吧。」我的回答非常直接：「你來抓痧，為的是健康。你花錢購買健康，卻要抓痧師失去健康嗎？如果我是這

樣的抓痧師，那麼我不值得客戶信任，不值得你花兩千元來找我。如果我不注重抓痧的物質和媒介。如果我沒有以這樣審慎的態度面對你，我豈不是愧對你所花費的兩千元？只要你來抓痧，我必定好好服務，讓你覺得花費值得。我不只把抓痧當成『工作』，更是『終身志業』。」還好我的個案水準都蠻高，他們都知道我的用心，也肯給予支持。

我很喜歡跟客戶聊天，邊抓邊講邊教育，彼此交流所知所學。我的個案層次還蠻高的，所以觀念的交流都能達到昇華與成長。我也會教育我的學生，希望他們都是專業的抓痧師，而不是被誤認為按摩師。身為「血管清道夫」，只要謙卑跟誠實，我們都值得被尊敬。抓痧師值得被尊重，這點不用客氣，就像居士曾對我們說：「人的一生中若能被抓十次痧，就很蒙福了。」但現在我不講十次，因為以現今社會來說，十次真的不夠，世道跟三十幾年前的社會早就不同了，以前哪有這麼多黑心的東西？以前沒有地溝油、三聚氰胺、雙酚 A 或塑化劑。而且光是市面上販售的劣質精油，就有許多添加的化學物；你不知道一公斤的精油，可以被稀釋成數十倍，味道還不變。至於業者加了什麼，要看是哪種精油，因為精油的化學結構分子不同。例如醇類，就加入乙醇（酒精）稀釋，反正乙醇那麼便宜。而精油很貴，

每種精油的價格不同，例如大馬士革玫瑰精油號稱「液體黃金」，一公斤要價百萬，薰衣草精油卻只要十萬。

加入乙醇的還算是有良心的商家，因為精油本來就是高揮發性，乙醇很快就揮發完畢。究竟市面上販售的精油成本多低，只有廠商自己知道。況且精油也不是越貴越好，每種精油都有獨特的效果。例如薰衣草安神的效果極佳，又不貴，因為產量豐沛。但大馬士革玫瑰能萃取的量太少了，除了栽種不易外，還要半夜三更，有露水的時候，才能萃取出最好的精油，因此耗費的都是人力成本。

但有太多的原料都需要玫瑰精油，不只香水和化妝品會使用，居家香氛或沐浴乳等生活用品也需要，面對那麼大的市場需求，到頭來廠商往往只能使用香精。我們用那麼好的精油來按摩，其實很奢侈，但我願意，因為我深知精油的好處。但是問題是，能夠取得純真正純正的精油，量其實非常少。我都告訴學生：「抓痧師的手只為真正賞識的個案服務。」因為我們的技藝值得，個案也值得我們的服務，配得最好的精油。

連寵物都愛的頂級精油

不是只有人才知道精油的好，動物的感官比人類更敏銳，牠們比人類更懂得辨別善惡好壞。有個個案，我到府服務多年，每次抓痧都會在她的油壓床鋪上防油紙。每次抓完痧，她養的瑪爾濟斯就會立刻跳上防油紙，露出開心陶醉的表情在上面翻滾，連狗毛沾到精油，黏成團結毛球也不管。為此，主人只能幫牠剃毛。而且在找不到狗的時候，去看看防油紙上，一定能看見牠睡得香甜。這位個案說，她也是精油的愛用者，但以前用過各種廠牌的精油，卻只有我們的精油會讓愛犬如此「迷戀」；因此，她肯定我們的精油非常頂級。

還有一個使用精油的案例，賴小姐右眼皮接近眼角處長出一個突出物，像疤痕又像疣，越長越大，看了皮膚科也無法確定，因為顏面神經敏感，所以必須冷凍切除，但是不保證斷根。賴小姐不敢貿然手術，異想天開擦精油搭配。過程中肉芽一度越長越大，眼睛都快睜不開，我還很擔憂地要她別擦別抓痧，反而她非常淡定的說：「做到這裡怎麼能回頭呢？」不久之後肉芽開始一點點剝落，沒有流血，一天天漸漸剝落，終於變平，沒有疤痕，也沒有復發，看來這也可以歸類為精油加上抓痧的效果。

常用精油快速索引

【減壓／釋放壓力／情緒問題】
生命之油：香蜂草
貴族香氣：橙花

【減緩女性生理期不適】
千年化瘀：不凋花
窮人的玫瑰：天竺葵

【腸胃不舒服】
造血之油：胡蘿蔔種子

【暈眩／中暑／體內發炎】
清澈之眼：鼠尾草
清涼有勁：胡椒薄荷

【感冒／抵抗力下降】
平靜安穩又潤肺：乳香
病毒殺手：綠花白千層

【減齡／凍齡／美容保養】
精油之后：玫瑰
花中之王：茉莉
貴族香氣：橙花

【減緩過敏症狀】
除蟎高手：尤加利

【維持血壓／降低／升高】
【升】醒腦開竅：迷迭香
【降】花中之花：依蘭

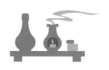

註

抓痧作用部位是體表皮膚。
皮膚是身體直接觸及外界最表淺的部份且能對環境氣候起作用。
這些功能主要是依靠體內衛氣作用。
衛氣出於上焦，由肺氣推送，先循行於皮膚之中，一旦衛氣調和則「皮膚調柔，
腠理緻密」（《靈樞・李臟》）

2-2 抓痧的好處和基本觀念

　　抓痧的好處很多，首先是汗腺擴洩。人體中的重金屬雖然無法代謝，但可以隨著汗水流走，所以每一次我們大量流汗時，就是一種將累積在體內的重金屬排除的過程。為什麼汗腺擴洩？因為抓痧是以熱力加速力的方式，讓皮膚的氣門（毛細孔）張開，而汗腺擴洩的大小因人而異。同樣跑一百米，但每個人所出的汗量都不同。由此可知，在抓痧上所呈現的狀況也不一樣。如果我體內的含水量比你多，我汗腺擴洩的程度相對也比較高。再來則是氣門的差異；氣門大，毛細孔粗，比較容易排汗。

　　感謝主，因為通訊軟體的便利，抓痧師手機拍完照片，馬上可以傳給我「辨痧」，我可以從照片中汗腺擴洩、氣門和痧的狀況，辨別個案的健康狀況，以及他的個性特質。「辨痧」是我所有的學生，最喜歡學習的經驗。常常學生抓痧完畢後，將照片傳給我，我在第一時間看到就會告訴學生，個案的「健康密碼」，以及個性特質。而當學生轉述我的提醒時，個案往往會驚呼：「好準！的確如此。」有的學生謙卑，會告訴個案：「這是老師教的。」有的學生不提，讓個案認為這位抓痧師很厲害，我也覺得沒有關係，只要講的是事實。

痧會說話，汗水也會說話

不少個案驚呼：「我想見見你們老師的廬山真面目。」認為辨痧比算命還準！但我們身為抓痧師，只是藉由觀察分析個案身體的出痧狀況，進行判定。抓痧師不用問，不用知道你是誰，你的身體比你更誠實，將坦誠相告。

反觀汗腺擴洩很小，沒什麼出汗的個案，我們可以初步判定他體內的含水量很少。為何含水量很少？第一、他沒什麼喝水。第二、他體內太「寒」。為什麼體質寒的人汗腺擴洩少？因為氣門也小，排不出體內的濕寒。我遇過極寒的個案，在溽濕燠熱的夏季，還要穿衛生衣或厚外套，很難想像吧！而體質虛寒的人，再加上出痧極細，通常個性膽小內向，畏首畏尾，擔憂害怕，動作慢，講話小聲，執念很深，自我孤立，抑鬱寡歡，容易負面思考。所以當寒氣藉由抓痧排除時，人也會陽光起來，彷彿將一個死結打開，豁然開朗。再加上痧的顏色，如果他的個性是心思縝密的人，但是痧的顏色非常鮮紅，且又處於心臟部位，我就能判定，他的心火過旺，容易生悶氣。但如果是氣門大的人，不會生悶氣，不會憋在心裡。

而且抓痧過程中，大量排出的汗也是一個指標。常常個案抓痧完用紙巾一擦，才發現汗是混濁的灰白色，有的是黃色。這些都是累積在體內的重金屬和毒素。抓痧師也可因此判定個案是否長期服藥，以及服藥的狀況。一般來說，濁白色的汗水是藥物的代謝，灰白色的汗水則是體內重金屬，而黃色的汗水表示體內正在發炎，膿瘍和組織液沒有排出。所以從汗腺擴洩，也能辨別細胞更新的狀況，細胞更新得好，汗水自然清澈。而汗若像膠水般黏稠，則可判定血液中的糖分過高。

痧，人體的第二個指紋

這樣聽下來，辨痧似乎不難，只要我們可以掌握基本概念，就能知道身體在提醒我們的健康狀況。不過，這也需要經驗的累積，有時候學生對於辨痧的經驗仍不足，沒法馬上看見關鍵點。因為辨痧是整體性的，甚至連荷爾蒙失調都能看得出來。痧的顏色、形狀、大小、粗細和緊密……都可以呈現這個人的健康狀況和個性特質，而且每個人獨一無二，痧絕對不同，如同人的第二個指紋。

在講抓痧的好處之前，要先給予大家基本的辨痧觀念。當抓痧師知道個案的含水量多時，以熱力加速力的

物理性反應，讓體內燥熱的狀況獲得平衡。因為我們血管內的淋巴球每兩天更新一次，抓痧師無法得知個案是昨天還是前天更新。所以我建議，第一次抓痧後，隔 72 小時後再來抓痧，確保完成 48 小時內血液和細胞的更新。抓痧主要是抓出血管內的痧，血管內的細胞，包括紅血球、白血球和血小板等等，都經歷更新的療程，所以抓痧師是你的「血管清道夫」。

每次抓痧都會將流通在血管中，表淺的栓塞和毒素排出。前面提到，血管將近十萬公里長，如何抓到深處，甚至內臟的痧？這當然要從表淺開始，就像河川清淤，冰凍三尺非一日之寒，淤堵絕非一夕之間就能完全清除，必須先將表淺的垃圾和汙泥清除後，底下沉積的髒汙才會藉由後續不斷的清理浮上來，所以不需要去挖。

人體也是如此，只抓一次痧，是無法將長期累積在血管和內臟中的痧清理乾淨。所以一年到底該抓痧幾次？全都由你的痧說了算！我要看你的痧來判定，當然這也包含你的體質、慢性病，或其他的疾病，甚至是癌症……來決定多久抓痧一次。所有的抓痧師，都會為個案規劃抓痧時間；但前提是個案必須信服和同意。

你的細胞憂鬱嗎？

目前最難處理的是「細胞憂鬱」，例如肝鬱，而肝鬱不解，傷的是淋巴。你想想，細胞都憂鬱了，這有多可怕？而且還鎖在肝、腎、心或其他的內臟。鬱結在不同的部位，將呈現出不同的情緒和身體狀況；有時候我們大腦不這樣想，但還是講出這樣的話來，事實上不是我們情緒控管不好，而是因為「痧」的瘀堵而來。

當我們改變「痧」，把血管中的痧清理乾淨，排毒之後，情緒就能獲得極大的轉變。但是改變之前，還是得配合抓痧師的規劃安排。以前我要「改造」類似的個案，需要每三天或一週抓痧一次，持續三年……但現在不需要花這麼久，因為有精油的輔助，大幅提高抓痧的效果，進而縮短療程。當我們將血管中的痧清理乾淨後，就不需要密集抓痧，每個月抓痧一次就可以維持和保養。

因為一般來說，每 28 天，我們身體的部份細胞就會更新一次，所以經歷七年，全身的細胞就會更新完畢。當然我們的身體更新，靈也要更新，靈的更新不需七年，日日皆可，〈哥林多後書 5:17〉有云：「若有人在基督裡，他就是新造的人，舊事已過，都變成新的了。」〈耶利米哀歌 3:22-23〉也給予我們更新的盼望：「我們不致

消滅，是出於耶和華諸般的慈愛；是因祂的憐憫不致斷絕。 每早晨，這都是新的；你的誠實極其廣大！」感謝主，阿們！

　　所以如果你現在做身體健康檢查，不論你看到哪個內臟、切片、斷層掃描或者是磁振造影，永遠都是你當下的細胞，絕對不是你十年前或去年的，所以不要焦慮，溯及以往的病狀。辨痧以現在為主，你現在怎樣，痧就是怎樣。當然很多人會說我現在這樣，就是以前如何……當然這個觀念沒有錯，現在會這樣，是因為以前沒有好好愛惜自己，例如熬夜之類的不良習慣。但我們通常忽略了現在這樣，不是改變那些不良習慣身體就會好了，因為已經產生的問題沒有解決，血管和內臟的痧沒有清除，你沒有讓它自然排毒。如果你順從身體自然的機制，就算是偶爾熬夜也沒有關係，當我們的身體平衡正常時，它會告訴主人所有需求。例如疲倦或缺氧，就會以打哈欠的方式告訴你。

身體的訊息，你已讀不回嗎？

　　我們可能會有這樣的經驗，某些時候特別愛吃或想吃某些東西。例如你這陣子特別想吃或愛吃蘋果，就是你的身體在告訴你：「我需要蘋果多酚。」或是這陣子

特別愛吃或想吃香蕉，可能是因為缺鉀；身體或許也會以抽筋的方式告訴你，但你卻不知道為什麼抽筋？如果你的大腦夠聰明，反應夠快，身體就會用你知道的方式告訴你。大腦要聰明，腦神經就要好；反應要快，內分泌就要好，因為內分泌和荷爾蒙，給予信息支配，當腦神經收到訊息指令，才會給予動作反應。就像口渴，其實是唾液腺減少分泌，但當下你並不知道，可是當大腦收到指令，就會命令腎臟，加速回收水份，因此引起口渴的感覺，讓你想要喝水。當我們喝完水後，馬上解渴，但你的身體有這麼快就接收到水份嗎？其實你馬上不渴，是因為神經解除指令；所以神經的平衡非常重要。

我還要告訴大家一個重要的觀念：我們的身體沒有變得「更好」的選項，只有「正常」和「不正常」而已；而我們若希望身體正常，「平衡」則非常重要。所以抓痧師會告訴個案：「你現在平衡了，不再需要密集抓痧，只要定期保養。」就像汽車例行性的保養一樣，畢竟人吃五穀雜糧，還是會有瘀積的問題。

抓痧的好處這麼廣，我們以此重啟免疫系統，因為痧一出來，汗腺擴洩後，你會覺得疲倦，進入「類受傷」的狀態。大腦感知到皮膚受傷，因此啟動免疫系統去修復和守護。所以抓完痧只有「累」和「興奮」兩種狀態。為什麼興奮？因為你的細胞太高興，終於要被修復，它

們等很久了。通常，只有二成的個案會感到興奮，八成都是疲累，當晚非常好眠。所以有的個案來抓痧，是因為好多天沒有好好睡眠，身體在告訴他：「我需要休息，需要重啟免疫系統。」

抓痧，是自動免疫。假設被蛇咬注射血清，這是被動免疫。在疾病沒有產生前，就先預防，如同注射疫苗一樣。抓痧沒辦法避免病毒不傷害身體，但可以讓反應機制正常的對抗，你的身體不會輸，因為你有強大的機制。當你有天面對疾病時，你如何去抵抗？唯有累積雄厚的健康資本，你就能得勝。

軟組織 VS 硬組織

軟組織：軟組織是連接、支撐、包裹其他身體器官的一種組織，包括肌腱、韌帶、筋膜、皮膚、結締組織、脂肪、滑膜、肌肉、神經和血管。主要由膠原質、彈性蛋白和基質構成，富含水分。

硬組織：骨骼和牙齒，是介於無機物和有機物之間的特殊物質。

「發炎」是身體的重要訊號

所以抓痧除了前面講的兩點好處外，最大的好處就是引發「類受傷」，讓我們的免疫系統重啟和修復，以及抓痧完畢之後，熱氣得以排除。我前面提到林思彤的例子，就是體內的暑氣過旺，體內悶痧的溫度應該超過 37 度；但弔詭的是儘管體溫正常，實際上體內已經在燃燒。這個時候，我們的軟組織就會發炎，所以我們身體的發炎反應，通常也會體現在軟組織上。

為什麼你的身體常常發炎？因為身體已經失衡了。肝臟有一個倉庫，在我們身體自然平衡的時候，這個倉庫可以存糧四個月的綜合維他命。所以你就算四個月不吃青菜水果，也不用擔心沒有維他命；除非你四個月都不吃任何蔬果。因此，你真的不需要每天吞那麼多維他命，要知道你自己的身體都有「糧倉」了呀！就拿維他命 C 來說吧，每天只要 200 毫克，幾顆葡萄、一顆蘋果或一顆奇異果就能超過需求；除非身體處於發炎狀態，或打完疫苗等特別情況，才需要 200 毫克以上的維他命 C。不過鈣質就真的比較沒有辦法單純靠飲食補充，因為鈣的合成需要輔助。或是荷爾蒙，它只會流失，沒辦法製造，必須仰賴補充。例如女性的雌激素，我們常聽的到黃體素等五種雌激素，都得靠卵巢分泌，但卵巢的功能要正常，才能供應。

如果卵巢拿掉，就要口服荷爾蒙和黃體素等激素。

　　或許你會問：抓痧能給予身體營養嗎？沒辦法，抓痧只能清瘀排毒，無法給予營養，但可以刺激激素分泌。當我們將萬病之源的痧清除後，接下來補充的營養，或是吃進去的東西，才能被妥善吸收。我曾經從醫學文獻照片中，看見血管中的痧，一條條像是小小的蚯蚓。但我們的血管有十萬公里長，層層疊疊，就算要開刀，你也不知道堵在哪裡；再說，為了取出痧而開刀，未免太小題大作。很多藥物和健康食品，都在強調通血路的效果，為的就是要把痧排出去。抓痧沒有副作用，不需要吃什麼，不需要侵入性治療或開刀是相對安全的選擇。而且你如何能確保你吃下的那些藥物或健康食品，不需要代償？

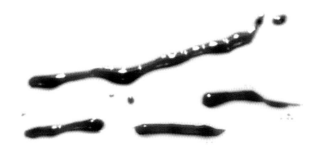

肝臟主要的任務就是解毒和代謝，再交由腎臟排出，所以有很多東西是不會經過大腸的。例如我們中午吃了肉，進到胃裡，磨成食糜後，到達十二指腸前，小腸有兩個開口，一個連接膽管，另一個連接胰管。胰管會分泌酶和酵素，才能將養分分解成胺基酸，被十二指腸的絨毛吸收。如果沒有這樣的機轉，是無法將蛋白質分解成胺基酸的。

意想不到的好處

抓痧的好處，真的太多了，我能表達的有限。很多人都有不同的體驗，我聽過個案說原本頭髮不會長，但抓痧後頭髮開始長了，因為抓痧啟動了他的細胞。我們不知道哪些細胞正在沉睡，但身體知道，所以重啟喚醒，讓身體回到正常的平衡。例如酸鹼值介於 0 到 14，它就是介於 6 或 7 的中間值。只要體內的毒素不見了，都有機會回復正常。你可以把隱性疾病想像成還在沉睡，當抓痧將毒素排出後，細胞會慢慢甦醒，回復平衡。再抓個兩三年，還是可以維持細胞的年輕和活力。我們有許多長期抓痧的個案，老化的速度非常慢，看起來依然年輕漂亮，因為平常都有在排毒，長期抓痧的個案都沒有口臭，就是證明。

因為抓痧是熱力加速力，不是用手下壓出力，不會將你的血管層層擠壓。如果血管長期遭受擠壓，就會失去彈性；相對而言，保持血管的彈性，人自然年輕，老化的速度就會比別人慢。

　　光是出痧，就有這麼多的學問在裡面。而每個抓痧師給予個案的感受也不同，例如我有些學生自己體寒，她的個案全部都是體寒，她自己也覺得那是她的功課和使命，神的安排和教導總是如此，祂要我們先親身經歷，才能更了解並且幫助個案。因為我生命的經歷曾如此坎坷，我更能感同身受，也才有今日的蒙福。現在我活著的每一天都感恩，常常喜樂，不住禱告。凡事謝恩，自然就會謙卑。

　　我也遇過個案提問：「我只有肩頸不舒服，可以只抓肩頸嗎？」在這我也要告訴大家，抓痧是全身的，不是哪裡不舒服就抓哪裡，因為你的痛點遠在別的地方，全身性的問題，你卻處理局部，那只是治標不治本。就拿大家都有的經驗來舉例吧，頭痛，不是只有幾種原因，而是多達兩百種原因，導致你的頭痛。但是我們的腦組織沒有疼痛感，因此只會反應在其他部位。例如有的女性生理期間會頭疼，子宮排經血，關頭痛什麼事？所以你現在知道，為什麼大家都說頭痛是最難找出原因了吧。

　　還是拿林思彤為例，她第一次抓完痧，辨痧後我告訴她：「妳時常頭痛的原因，是因為妳的自律神經失調。」她聽完驚訝不已：「太神奇了！老師居然知道我為頭痛所苦，這麼多年看了好多醫生都找不出的原因。」

　　有時當我們抓痧完畢，但個案的痧還有很多「話」要說，每一次我都會仔細地辨痧說明，因為他的痧正在透過我的嘴，在告訴主人：「我不快樂。」所以我總是不厭其煩的提醒個案：「最近壓力大。」、「最近上火。」、「最近睡不好。」、「要多喝水。」因為我看見痧，看見肝火過旺……痧會說話，必須如實傳達。

2-3 破解迷思！抓痧不是你想的那樣

在破解大家對於抓痧的錯誤迷思前，我先說個小故事。

我有位個案是法官，第一次見面，她問我有沒有其他的法官個案？沒有，她是我第一位法官個案。她說：「大家對於法官都很好奇，妳有什麼想問我的嗎？」我有些不好意思的問道：「恐龍法官是怎麼來的？」因為看了那麼多新聞，都在諷刺恐龍法官。

她答：「其實大家都不知道的是，十件強姦案，不一定全是真的，有些存在著條件利益交換。不是法官不判刑，而是有太多太多的內情，被害者往往才是計畫整個案件的主導者。」

她的回答讓我一時之間茅塞頓開。人們往往只看見新聞媒體播報的判決結果，卻不知道的是背後的故事。例如有些未成年少女受到家長的教唆而提告，為的是和解金。有些則存在著本身行為偏差，學會以此索要金錢。女孩甚至提告的不只一人，設了許多仙人跳的局……但因為法律保護，無法判處未成年少女罪責。這位法官最終語重心長地說道：「我也知道，監獄裡面關的不見得

都是壞人。」

透過這樣的小故事，我想讓大家明白，同樣地，抓痧往往也不是大家所想像的那樣，很多時候，是因為人們的「想像」，而產生迷惑。

講了法官的故事，大家可能會想：是否不同的職業，所抓出來的痧會有極大的差異？這個時候我就要說：相同的職業確實會有關聯，但並不是大家所想的那樣，有著絕對的關聯。主要還是跟「人」有關係，這個人身處怎樣的環境，跟什麼樣的情緒才有關係。

前面提過情緒是造成身體失衡的主因，一個人會生病，和情緒管理有關。大家都希望做好情緒管理，甚至花錢去上相關課程，但是常常不見效。因為真正的問題在痧，你身上淤積的痧堆滿了，身體中的細胞無法再承受和經歷。當我們將身體中的有害物質排出，才有空間裝載和包容。

如同〈歌羅西書 3:10〉說：「穿上了新人；這新人在知識上漸漸更新，正如造他主的形象。」我們要更新自己，也要先把舊的自己脫去。

情緒傷害 VS 職業傷害

　　所以若要說到哪個職業傷害致使人身上的痧最多的話，首當其衝的便是壽險業。因為他們的業績月月歸零，沒有底薪，為了業績，時時處在高壓的情緒狀態。還有，就我經手觀察過的醫生和護理師，痧也很多。其他職業的傷害多半就和職業病相關，比如長期搬重物的人，手臂的痧會比較多。

　　曾有一句話是這麼說的：「沒有收拾殘局的能力，就別放縱自己的情緒。」情緒──正是造成痧的主因。當情緒爆發時，有些人無法承受，結果往往反應在身體上，例如心塞。我們都想好好控管情緒，不要情緒化，不要因此做出錯誤決定，然而事與願違，又因為錯誤決定而產生後續的情緒糾結……我們總是言之鑿鑿，卻知易行難。但如果你能夠從抓痧這一刻開始改變，再加上量身調配的精油，整的人真的會不一樣。

　　想藉由抓痧來改變環境與壓力和環境是很難的，但我們可以透過精油讓情緒獲得緩解和放鬆。抓痧師無法改變你高壓的現實環境，只能藉由抓痧，讓你得以清空身上的負擔，讓身體有能力裝載，使情緒轉晴，去除鬱悶。

　　大部分的人都會鬱結在心，但心容易被忽略，所以症狀會主要表現在肝。心鬱容易胸悶和心悸，但很多人

會忽略眞正的關鍵點，是腎上腺。腎上腺所分泌的激素中，有兩種是前面提到的死亡荷爾蒙。當它釋放後，首當其衝的就是心臟，甚至能引發心律不整。所以當你不斷吃藥想改善心臟問題時，殊不知其實是腎上腺發出了警訊。某位著名的星座專家因爲心臟問題而進行手術，裝了葉克膜，甚至截肢，後來卻發現問題其實是出在腎上腺，就是一個很好的例子。

我們常說「心肝寶貝」，但爲什麼是心和肝需要寶貝？此言其來有自。我們身上的血管有十萬公里長，每天心臟會用最大的力氣把血液從動脈打出去，到我們的四肢末端，靜脈再回流。從血液回流再打出去，一次大約 20 秒，效率非常高。可是我們身上只有兩處地方是心臟的血庫，一個是肝，另一個是脾。肝臟隨時存有 1500CC 的血液，需要大量的血液工作。

而腎上腺分內外兩層，內層佔 80% 是髓質，剩下 20% 的外層是皮質。腎上腺就像一頂帽子戴在腎上面，但它同時具備兩種不同的功能，外層生產腎上腺皮質素，常在外科藥物中看到的類固醇，我們自己的身體就有生產，所以傷口能夠修復癒合。而有些慢性病患者傷口不易痊癒，就是因爲腎上腺出問題。內層的髓質也非常重要，因爲它指揮心跳和呼吸，當它受傷時，功能不好，會使得人心律不整或呼吸不順。完全損壞時，呼吸心跳就會停止。

關於「能量」的錯誤迷思

關於「能量」，普羅大眾往往有許多錯誤的迷思。例如坊間流傳從臉上的青春痘，看出內臟的毛病；或經腳底按摩的反射區，能反映出身體各處的問題。對此類說法，我持保留態度。試想，若沒有雙腳的人，該怎麼辦？我昨天才在跟銀行的小姐聊天，她問我：「抓痧完後，個案身上的穢氣是不是都會跑到抓痧師身上？」我笑答：「不會啦，若真是這樣，我早就蒙主寵召。」若按這樣的邏輯來看，醫生和護理師天天接觸那麼多病人，甚至開腸破肚，他們早就離開人世了吧。

的確，有時候會有不好的能量跑到抓痧師身上，但抓痧師是活人啊，也會排除不好的能量。我們每天接觸那麼多人事物，多少會沾染到不好的能量，但我們有神，祂能挪去所有的咒詛。而且那些個案的家人怎辦？枕邊人接觸的時間更長吧。對於這些說法，我覺得不需要太當真，我也能理解為什麼會有這樣的說法，因為有很多按摩師，他們的氣色都不好，為什麼不好？因為抓痧師在抓痧的過程只會在你的體表動作，不會下壓和施力。不像按摩師必須下壓施力，他們的呼吸通常不順。然而我們身體的氣都往下走，沉積在下方，透過抓痧能讓氣血循環，往上疏通。按摩能處理的部分有限，只能讓沾黏的肌肉跟肌腱分開，暫時改變血流速度，但血管

中的痧仍無法排出。

呼吸的品質每分每秒深刻的影響著我們，懂得怎麼呼吸，能讓我們身體的含氧量提升。每一次的呼吸中，其實有八成都是二氧化碳。在呼吸的過程中，氧氣其實是缺乏的，所以每個人的身體，其實都處於缺氧的狀態下。再加上情緒不好、鬱結，是人怎麼可能不會生病？因此我也能從痧中辨別此人是否缺氧。

其實抓痧師這個行業很特別，畢竟個案與我們「坦誠相見」，卻又沒有利害關係。所以當衣服一脫，個案往往願意說出他們的內心話。我總笑說抓痧師是「美麗的垃圾桶」，個案願意傾吐，我們的沉默和傾聽，就是一種心靈上的安慰。我也會為我的個案禱告，求聖靈感動。我總覺得上帝藉由抓痧師的手，讓人得醫治，不論是身還是靈，我都希望大家可以健康，並且喜樂。

關於「中醫」和「經絡」的迷思

或許你會說，那我看中醫吃中藥調理就好了呀。我有個學生的媽媽長期吃中藥調理身體，效果顯著，症狀改善得不錯，很有信心持續吃下去。但某天手抖心悸，並且越來越嚴重，最後將中藥粉送驗後，竟發現裡面參雜西藥？由此可知，並不是市面上所有的中藥都安全可靠，

你真的不知道自己吃進了什麼藥？然而聰明的讀者已經知道：抓痧不用吃藥、不用侵入性治療，沒有代償和副作用。

最後，來談談大家對於「經絡」的迷思。每條經絡都有穴道的走向，並不是一直線，穴道更是不規則的分佈，再者我們的血管層層疊疊，錯綜複雜。但我們的神經是有走向的，各種痠痛脹麻都來自神經系統的傳達，所以必須疏通。大家會以為身上的不適跟經絡有關，然而，很多的疼痛其實是受到軟組織之間的相互沾粘，加上氣結所引起。

問題出在沾黏和氣結，和經絡本身的關聯真的不大，經絡就是肌腱。居士以前教我的時候，就曾說過身體的問題跟經絡沒有關聯。哪裡不通，就把那裡的痧抓出來就好，直接明快。但中醫的針灸配合經絡，我就覺得合理。因為針灸是在針穴道，就會和經絡有關；這和抓痧針對血管中的痧，是不同的事情。抓痧早就跳過肌腱，直接深入血管，甚至骨縫，這是深層的，和經絡的表層不同。

目前我覺得可以和抓痧相提並論的是復健，但復健必須透過電療或熱敷來進行醫治，過程繁瑣；況且能夠比較的僅止於復健後的感受，不能比排毒的效果。

chapter 3

聽你的
痧
說話

3-1 這種狀態，這些人；都能「抓」！

　　很多人會問，抓痧有年齡限制嗎？沒有，我的個案中，年紀最大的是九旬老嫗，年紀最小的是七個月大的嬰兒。甚至是越年輕抓痧越好，我有個個案從三歲開始抓痧，成長過程中曾遇到 H1N1、腸病毒等幼兒傳染病流行，班上同學一半都生病停課了，只有她從未染病。全家人也都因為抓痧保健的幫助，而保持身體機能正常平衡。

　　有沒有哪些情況是沒有辦法抓痧的？這就跟我一直強調的「血管」有關，舉凡是有和血液相關的疾病都無法抓痧，例如血友病或血癌。還有，抓痧是在皮膚上運作，所以皮膚上若有過於嚴重的傷口，我們也建議暫時不要，等癒合再抓痧。另外，剛吃飽也不要抓痧，因為消化器官正在運作，需要血液。

　　除此之外，就連紅斑性狼瘡的個案，我也遇過。即使是這種自體免疫不全的疾病，現在甚至有更多更嚴重的病症，也已經有藥物控制。當免疫系統錯亂時，我們抓痧師可以「管教」它，活化它。人體有三分之一的細胞都在沉睡，前面提到抓痧是「類受傷」的狀態，就是重啟喚醒進而活化。而身體細胞沉睡的原因，都是我們慣壞的。例如輕微感冒或出現過敏症狀時，免疫系統正

要啓動，你卻吃藥壓抑，久而久之，免疫系統就會「懶散」，反正你都吃藥，就不需要它發揮功能了。這也是為什麼你的免疫系統不好的原因之一，因為不需要工作，它就睡覺。久而久之，細胞變得遲鈍，所以很多人表面上好好的，無病無痛，卻檢查出癌症末期。其實身體早有警訊，只是遲鈍未覺。

也有人好奇血壓偏高或偏低，對抓痧是否有影響？其實不會，反而在血壓高或低的時候抓痧更好，可以馬上平衡血壓。血壓低的時候氣血循環差，抓痧有助平衡正常。血壓高是因為血管四周充滿痧，讓血管變細，血液流通吃力。試想，本來直徑十公分的管子，四周卻因為痧堵，讓直徑縮小成六公分，水流需要更大的壓力才能通過。也因此我們明白，高血壓會讓心臟的壓力變大；所以在高血壓時抓痧，正好能清除血管的痧堵，讓血流暢通。

除此之外，坐月子和小產的產婦更適合抓痧，好好把握這黃金的一個月調理，能改善體質，我有許多個案都藉此讓原本失衡的身體狀況，變得平衡，回復正常。另外，孕婦也可以抓痧，更有助於肌肉放鬆，只要懷孕四個月後，胎盤穩固就能抓痧，對寶寶也有好處，可以安撫寶寶的情緒。我有許多孕婦個案，寶寶生下來後情緒平靜，不容易過動或受驚。生理期的女性也很適合在此期間抓痧，可以幫助子宮內膜剝落得更快更乾淨。

邱太太的親身體驗

　　1995 年時，當時我還是美容師，邱太太常來我的店裡做臉，每次敷臉的時候她都在咳嗽，面膜很難敷。有一次看她咳得太嚴重，實在於心不忍，便道：「我來幫妳抓痧好了，抓痧會比較舒服。」她也不懂那是什麼，仍接受了我的建議。當時我雖然已經懂得抓痧，但還是以美容師爲主業。就在我幫她抓痧後的隔天，一早她就出現在我店門口等我，她說：「妳昨天幫我抓痧，讓我十幾年來第一次睡得這麼好！我想進一步了解這個療程。」我答：「昨天我只是幫你抓背，眞正的抓痧得做全身，況且我現在的美容服務，並沒有開設抓痧療程。」

　　她看我不答應，賴在我店裡遊說了兩三個小時，我還是遲疑，加上以往使用嬰兒油抓到手長滿繭，總覺得沒有適合的油……對此她表示：「我三個孩子裡，兩個兒子是醫生，一個女兒是護理師，我一定能幫你找到更好的油來用。」接著她繼續娓娓道來自己的故事──因爲長年的咳疾，整晚不得安眠，常常起身咳嗽，把痰吐進枕邊的痰盂，長久下來被丈夫嫌吵，分房多年，致感情變淡，先生後來還娶了別人……她當時躲在房間裡聽著迎娶進門的禮樂，只能在暗處哭泣。三個孩子就是因此才決定當醫生和護理師，但還是治不好她的咳疾。現在兒子大了，她一直很想抱孫子，可是咳疾嚴重，又怕

傳染給孫子。抓痧是她最後的希望，若能因抓痧而得到改善，有朝一日能痊癒，她的心願就圓滿了。

　　聽了她的故事，我能充分感受到她的痛苦和無奈，所以答應了她三天來抓痧一次，卻沒想到，她居然堅持每天抓痧。那段時間她天天抓痧，連除夕當晚還來，連續四個月後，某次抓到頸部時，她忍不住起身嘔吐，吐了一地繽紛、什麼顏色都有的濃痰。在那之後，困擾她十幾年的咳疾竟獲大幅改善，幾乎沒有復發。感謝主！不過也是因為她每天抓，同時不間斷服用醫院開的藥物治療，才會有這麼快的效果。

註

古書《血證論》：「人身氣道，不可壅滯。內有瘀血則阻礙氣道，不得升降，是以壅而為咳」抓痧使氣血順暢，能緩止咳嗽。

昱萩的親身體驗

　　另一個跟咳疾相關的案例是我的學生李昱萩，她先前是我的個案，體驗到抓痧的好處後，帶著母親來找我。第一次幫她母親抓痧時，李媽媽的痧色暗黑。在抓的過程中，也是不斷吐出黃綠色的痰，李媽媽的咳疾長達五十年，看遍中西名醫，始終沒有好。所以當她聽說抓痧時，還對女兒說：「我才不信，那都是騙人的！」

見到我的時候她說：「我吃藥五十年啦，中藥和西藥，每兩個小時就要交替吃，但還是沒好。」後來她兩天搭一次高鐵來抓痧，醫生的診治輔以抓痧的疏導血脈持續了八個月，終於痊癒。她說：「吃了五十年的藥都沒效，沒想到抓痧把我治好了。」我當時告訴李媽媽，三天來一次即可，但久病近乎絕望的人就是如此，一旦看見希望的光，就會抓緊，深怕錯失機會。不過，也因為她們的信心，非常配合抓痧，因此蒙福。後來連李小姐的妹妹也成為我的學生，現在也是一位優秀的抓痧師。

某天，昱萩緊急來電：「老師，我的胃好痛，妳可以帶我去看醫生嗎？」到了醫院做完超音波後，除了胃消化不良外，還發現膽裡有六顆結石。當下她慌得不住哭泣，我說：「忍耐一下，我來幫妳抓痧。」我發現她膽部位的痧非常黑，但抓完後，她馬上說：「老師，我已經不痛了。」結果因為不痛，所以她也忘了吃胃藥。

隔天一早，她又打電話給我：「老師，我又痛了起來。」我趕緊叫她回診，醫生卻說：「昨天明明六顆結石在膽裡面，怎麼今天變四顆？一顆在膽管口，一顆在膽管尾。妳是昨天坐了幾十次自由落體嗎？不然怎麼會有兩顆跑出來？」當下她不敢跟醫生說昨天回去後有抓過痧，只好不置可否。

醫生又說：「只要能跟六顆結石和平共處，結石一輩子就在那裡，其實並不會怎麼樣。」不過因為昱萩的結石太大，卡在膽道，造成黃疸膽汁流不出來，臉色黃得嚇人，成了名符其實的「黃臉婆」。因為當腎臟解毒後，會產生黃綠色的膽汁，從膽管流進十二指腸和大小腸，最後就成了排泄物。但當昱萩的膽汁卡住流不出來，無法排出，接著她就被安排緊急轉診，然而因為結石卡得太緊了，連內視鏡都夾不出來，最後開刀摘除了膽囊。經過此一事件，大家更知道抓痧具有奇效，但我也會反省，這到底是害了她還是幫了她？

　　經過昱萩親身經歷後，那陣子我接到許多膽結石的個案。中醫早有敲打按摩膽經可以排結石的作法，同樣是梳理經絡，當時昱萩若是持續抓痧，膽結石是有可能排出體外的，但當時膽汁引流管已經接上，若抓痧後造成傷口感染怎麼辦？所以我不敢貿然行動。幸而後來一位個案王小姐，她在抓痧後，順利將三顆膽結石排出體外。李媽媽也是，不但咳疾痊癒，連腎結石也順利排出體外，所以就要求昱萩的妹妹向我學習抓痧。

　　抓痧手技不難，就是勤練，累積經驗，親身體驗抓痧和被抓痧的不同感受才會成長。經驗值越高越厲害，經驗是最可貴的，而且沒人能搶走，無法被複製。所有的專業人士，為什麼收費昂貴？說穿了就是他累積豐富的經驗罷了。後面我會講到有糖尿病基因，遲早會發病

的案例。但抓痧能做到的就是在還沒發病時，讓這個基因沉睡，不會發病。而發病了也可以透過長期不間斷的抓痧，慢慢控制住，讓身體恢復到剛開始發病時的輕微狀態，甚至讓它沉睡。

3-2 聽你的痧說話

　　若不是透過抓痧，其實看不出來身體鬱結的狀態和部位。如何辨痧？我們可以初步將身體分為兩個部分，上面是胸腔，心肺，下方腹腔內是肝腎脾胃。而如何判定有沒有鬱結？你會很明顯的發現該處皮膚顯得特別黑，那種黑不是表皮的黑，不是曬黑，而是一種由內而外所發散透出的黑，若不是透過抓痧，看不出這麼黑。

　　當學生傳照片讓我辨痧時，同時會告訴我個案的基本狀況，例如是否好出痧、性別、溫度、浮腫與否和肌肉僵硬狀況。我還得知道個案幾歲，如果是二十歲，可能還不到發病的時候；但若是四十多歲，則很有可能隨時發病。若患者平常疏於檢查，等到不對勁再求診時，往往已經確診。要知道身體總是會事先提出警訊，例如尿液不正常、睡眠不好，或是口乾舌燥等，但大家往往總是忽略，錯過療癒的黃金時期。

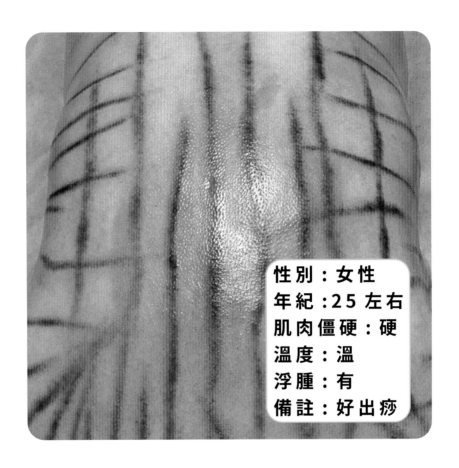

性別：女性
年紀：25左右
肌肉僵硬：硬
溫度：溫
浮腫：有
備註：好出痧

　　從這張圖的例子來看，這位個案經過抓痧後，溫度卻還是溫的。通常當抓痧的熱力加速力在皮膚上作用時，正常人應該會變熱，但她卻還是溫的，這顯示她的體內寒氣較重。根據她的痧，可以得知寒氣雖重，但體質卻燥熱，身體中間的痧顏色明顯較深且紮實，有肝鬱及心肺火旺的狀況，且體內發炎中。反映在個性上，容易生氣，但脾氣來得快去得也快，嗓門大，動作快，大而化之。而心火旺必定睡不好，因為心臟無法得到妥善的休息。

接下來這個調理個案也是虛寒體質，尤其腎虛，同時也是過敏體質。從背部中間可見肝鬱氣滯狀況。

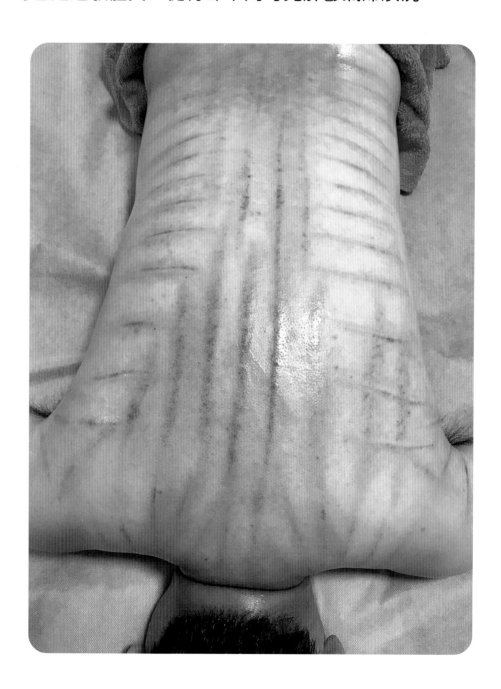

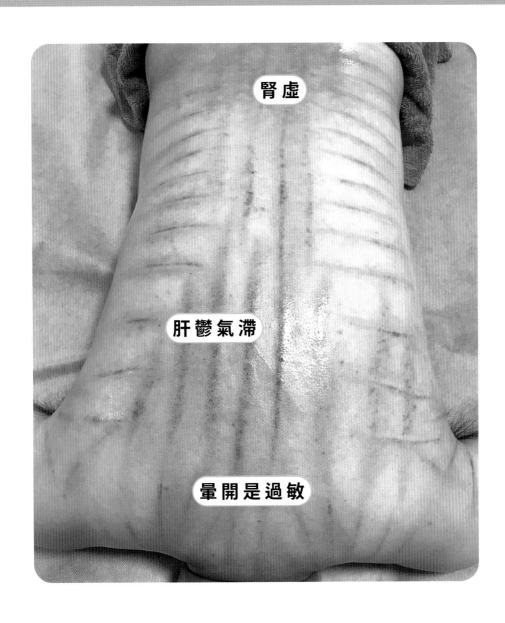

腎虛

肝鬱氣滯

暈開是過敏

　　痧的顏色越深越紅，心火就越旺，也可以此判定體內發炎。所以有時候個案真的不是故意發脾氣，而是心火太旺，體內發炎。當隨著抓痧改變身體的狀況後，相信人的脾氣也會變得溫和許多。

下圖這兩個案例背部中間的痧，顏色非常深，可以看到痧的外圍發黑，表示他們的鬱結累積在此。抓痧師會針對鬱結、和顏色特別深特別硬的部位，

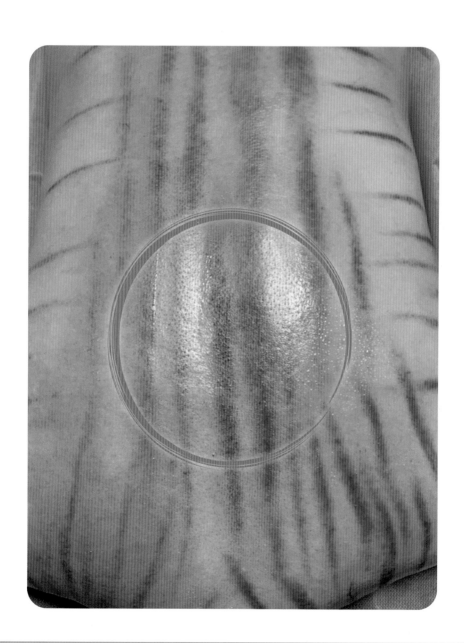

加強抓痧，多抓一點、抓深一點，讓痧浮出來。
例如有的個案是過敏體質，在抓痧的過程中，經歷汗腺
擴洩和出痧，達到排毒的效果，因此不再容易過敏。

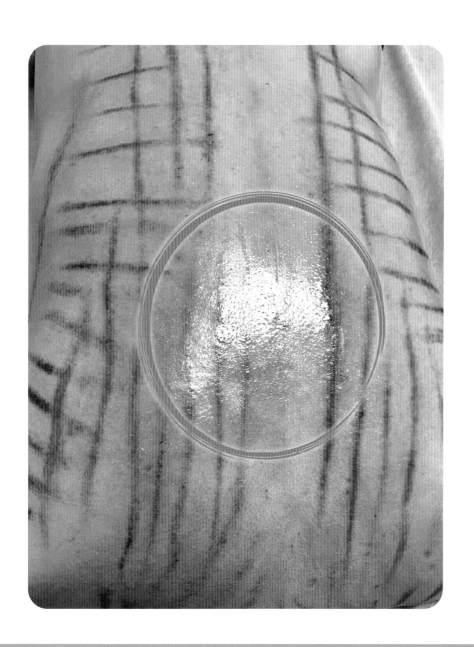

本頁的這個案例痧的呈現沒有什麼規則，色差較大，部分些紮實有些又不紮實，我們將這類的痧稱為「散痧」。散痧不常見，但值得注意的是，散痧是較容易罹患癌症的體質。

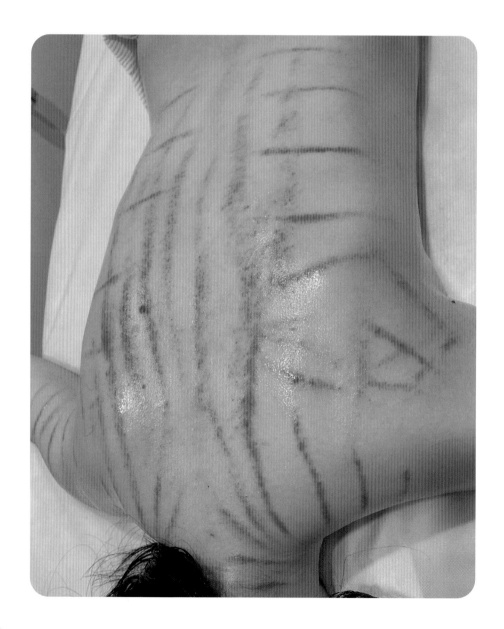

接下來三張都是腫痧體質，腫痧，意謂腫性體質，身體容易水腫氣腫，腸胃也易脹氣，嚴重者容易長腫瘤，我們可以明顯的看見，痧在皮膚上猶如浮雕般突起。

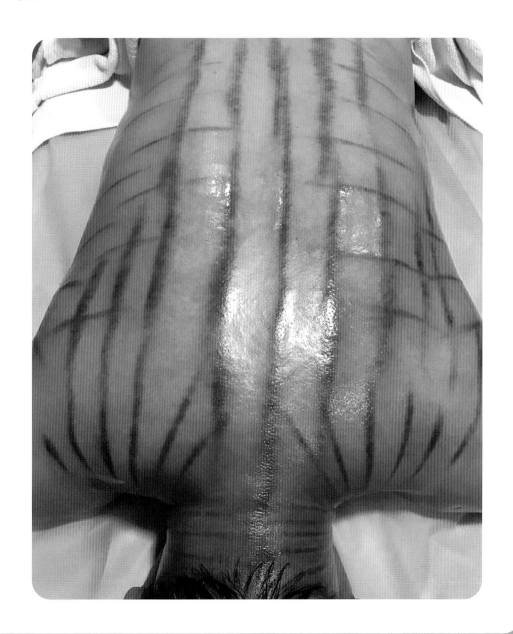

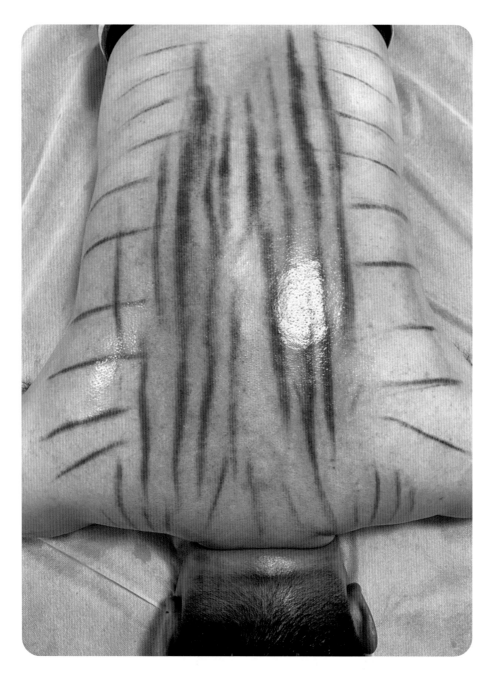

　　至於這個案例則是體內呈現長期缺氧的狀態，容易疲累，毒素滯留，容易代謝異常。

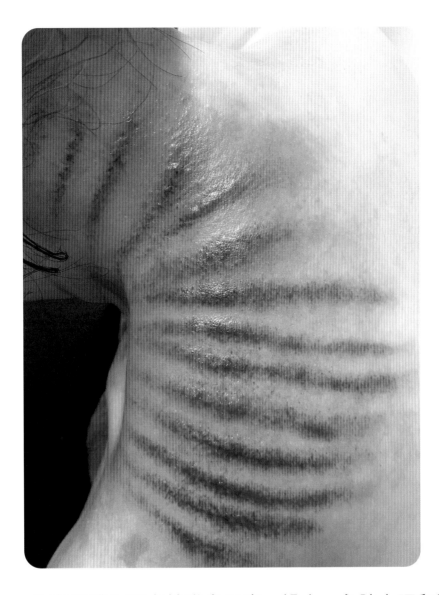

　　此案例體內現處於發炎反應，燥火，心肺火旺和肝火旺盛。所以經常有無名火、情緒化反應。痧色豔紅，表示體內微發炎，且火氣大。同時有著「珠痧」狀況，可看見痧有著圓珠狀的突起，即是血栓較硬的部分，正是毒素的積聚點。

此案例的痧較細，且暈開發散，沒有抓到的地方也泛紅，可知是過敏體質。由痧細可知是個心思細膩的人，溫度不高，得知爲寒性體質，如前所言，個性膽小、

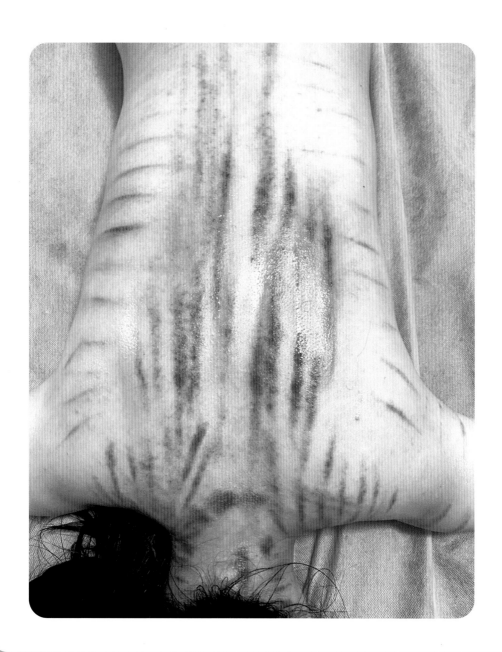

抑鬱寡歡。這也是典型的心鬱案例，容易有憂鬱症及內分泌失調症。

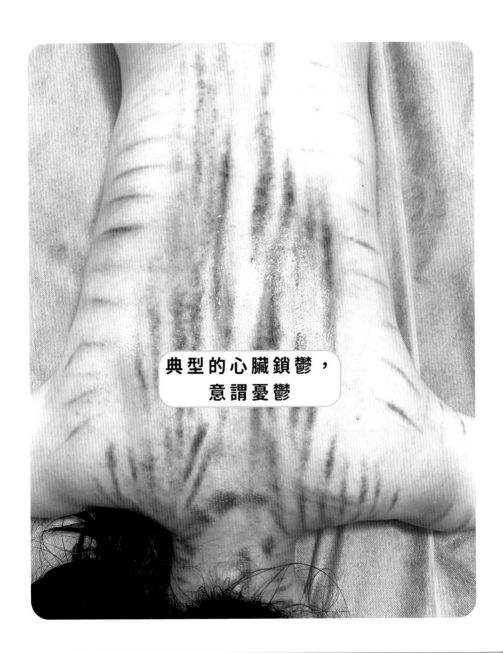

典型的心臟鎖鬱，
意謂憂鬱

有不少案例的體質爲上熱下寒，通常內分泌嚴重失調，身體兩邊的痧色和粗細不同，我們稱爲「陰陽失調」。中醫講陰陽失調，西醫講自律神經失調，爲什麼自律神經失調？因爲壓力過大的人，肝也鬱結。案例的痧不細，所以不是心思縝密的人，反而是那種什麼事都會講，什麼事都看不慣，看不慣又什麼都要管的人。同

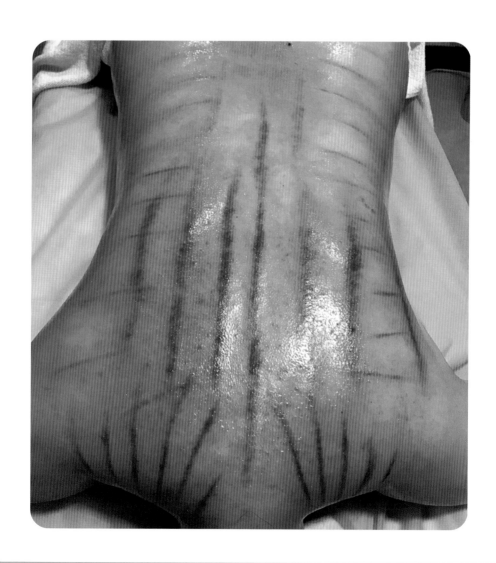

時從圖中可見心肺肝臟都燥火旺，正是典型的上熱下寒體質，身體已有過敏反應。「上熱」指的是心臟和肺臟一定燥熱，而且痧中帶黑點狀，此為燥火無處宣洩。「下寒」意謂腎臟、子宮和小腸虛寒：小腸虛寒容易拉肚子，子宮虛寒收縮差，容易經血不順，腎虛寒容易引發泌尿道問題。

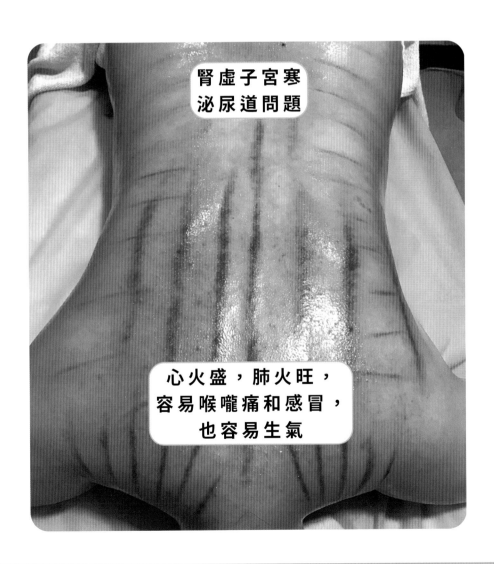

腎虛子宮寒
泌尿道問題

心火盛，肺火旺，
容易喉嚨痛和感冒，
也容易生氣

從圖中可見，腰部特別黑，就是腎虛且鬱結。看得出少喝水，尿液味道重。

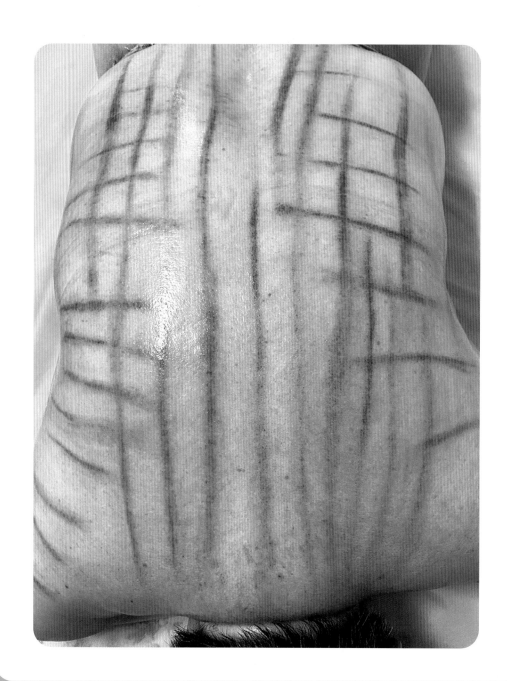

病患是九旬老嫗，膝蓋開刀，傷口在縫合的時候，裡面的血栓沒辦法清理乾淨。開完刀一兩個月，疤痕還是浮凸的狀態。我用精油塗抹患處，配合抓痧手技，讓黑色的痧浮現，自行脫落，讓傷口癒合得更好。如果沒有讓痧排出脫落，傷口會浮凸扭曲，不會像這樣平整。

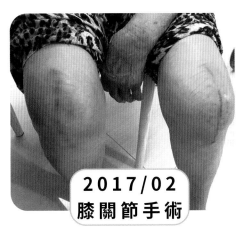

2017/02 膝關節手術

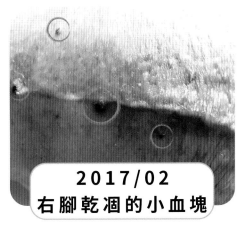

2017/02 右腳乾涸的小血塊

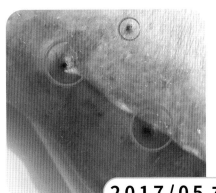

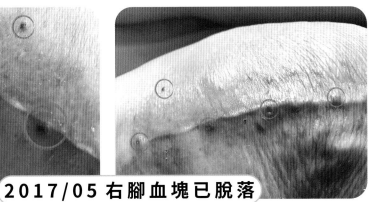

2017/05 右腳血塊已脫落

高齡 91 歲黃媽媽（膝關節術後傷口，乾涸的小血塊）透過抓痧調理及擦不凋花精油，恢復健康膚色

　　如果是已經癒合的疤痕，疤痕邊緣的痧還是要清除，否則那些痧也會影響健康。因為本身就有的痧，加上復原狀況不好所造成的痧，不會被身體吸收，會堆積在原處，久之瘀塞，將影響軟組織，漸漸的問題浮現，例如越來越痛、痠脹或麻。你以為你的傷口癒合了嗎？你以為內傷調養一下，不會痛就沒事了？其實沒有，因為你沒有真正的處理完畢。

　　內傷是你看不到的潛在威脅，抓痧是趁還沒惡化發作之前，拆除未爆彈。所以若是你曾經因為車禍意外、運動傷害、剖腹產的傷口或任何內外傷……都有機會靠著抓痧重新獲得真正的復原。這也就是前面提到「調出舊傷」的概念。例如小腿撞到，血液往下流，可能流到腳踝，摸到硬塊才知道是舊傷。總之，不管怎樣，舊傷在身體裡面沒有被吸收，卡在身體裡成了硬塊。

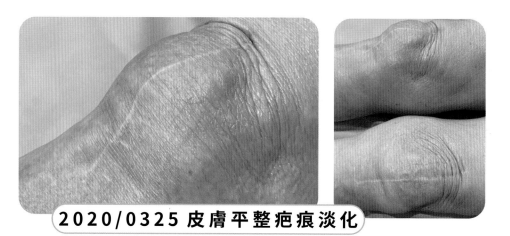

2020/0325 皮膚平整疤痕淡化

能出痧，很重要

　　所以當你越容易出痧，就越方便辨痧，了解身體的狀況，得醫治也比較快。抓痧師也常常遇到難以出痧的案例，難出痧的狀況可能性很多，最常見的是皮膚張力大，因爲壓力過大，像氣球一樣，皮膚撐得很脹。情緒太緊繃、憂思、悲傷、驚恐都太過，或是過敏太嚴重，也會造成難出痧的狀況。

　　過敏的狀況也很多，例如濕疹、蕁麻疹或氣喘，都是過敏的反應。很多人有免疫不全的困擾，比如前面提到的紅斑性狼瘡，就是如此。現在醫療體系有風濕免疫科，但早期沒有，常常有太多病找不出原因，所以就將這些病歸類到風濕免疫科。顧名思義，就是免疫系統攻擊不同的部位，自己攻擊自己。我們會說，爲什麼免疫系統這麼笨？自己攻擊自己。

　　因爲免疫系統隨時處於備戰狀態，一有風吹草動，就緊張緊繃，而自律神經也因此失調。人身上有交感神經跟副交感神經。我如此比喻：當交感神經踩油門加油時，副交感神經卻猛踩煞車，當然會失控。所以當兩種神經不正常時，就會出現各種免疫系統失調和自我攻擊的狀況。

　　抓痧完後，每個人的反應都不盡相同。有的人覺得身心輕盈了，如釋重負。常常個案在被抓胸大肌的時候，當下感到疼痛，但當他們抓痧完後的反應卻都是覺得心好像被打開了一樣，這種感覺只能意會，無法言傳。而且抓痧也能舒緩疼痛，例如前面的小故事提到頭痛，抓痧完立即緩解，甚至完全不痛。

　　你真的不再需要「酗」止痛藥了，好好抓痧，傾聽痧要對你說的話，就能真正解決問題。

快速辨痧

痧的形狀：
粗：外向，大而化之。
細：內向，膽小。
散：癌症體質。
腫：腫性體質，容易水腫等狀況。
珠：毒素積聚點。

痧的顏色：
紅：越紅表示體內越燥熱。
黑：體內毒素累積過多。

汗腺擴洩：
汗水多：氣門大，燥熱體質。
汗水少：氣門小，虛寒體質。
汗水黏膩：糖分太高。
汗水濁白：藥物代謝。
汗水灰白：體內重金屬高。
汗水濁黃：體內發炎，膿瘍和組織液沒有排出。
汗水清澈：細胞更新良好。

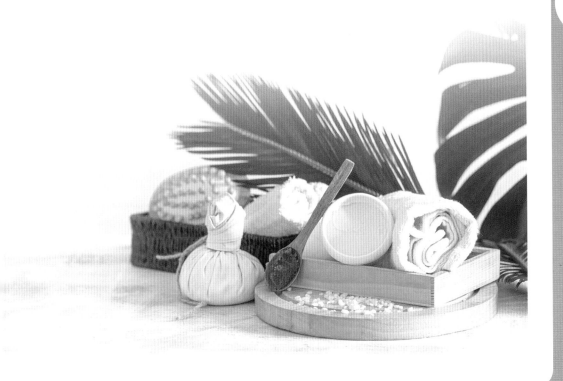

3-3 我也會這樣：從案例檢測自身狀況

富貴包

突起的富貴包，經抓痧後明顯柔軟，不再鼓起。

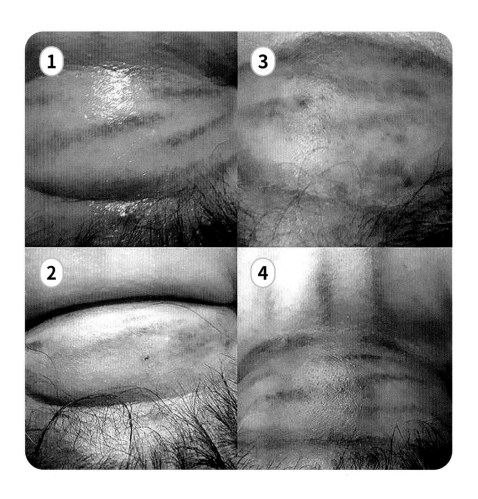

糖尿病

　　燥熱體質，糖尿病基因，肝鬱氣滯，代謝症候群，容易生氣。

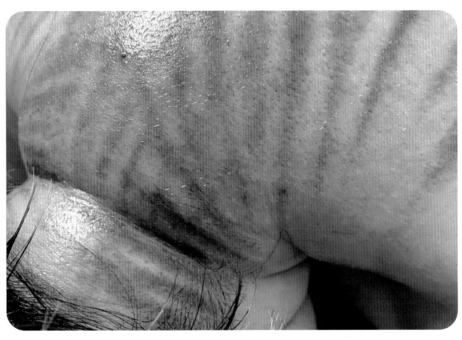

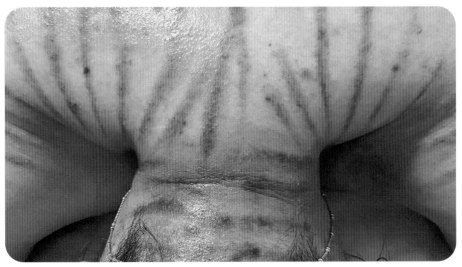

　　這位 66 年次的女性，痧浮腫，身體熱，經過辨痧看得出是罹患糖尿病的高風險群。因爲她的上背部皮膚明顯較黑，有糖尿病基因的人，這部分的皮膚會隨著時間越來越粗糙，失去彈性，甚至像橡皮的時候，多半是已經打胰島素了。而且肝鬱，和腎虛。

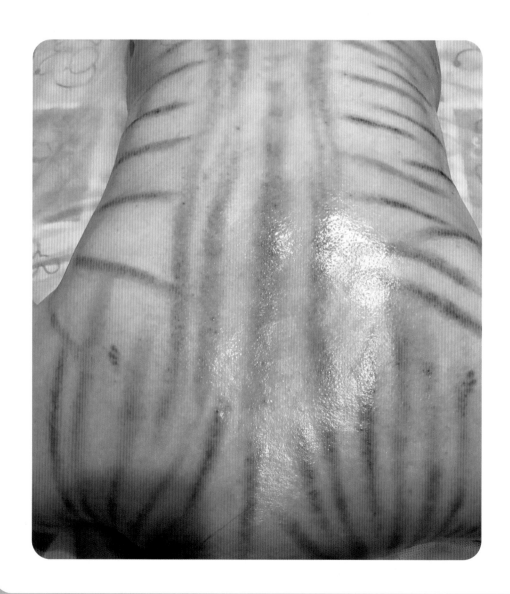

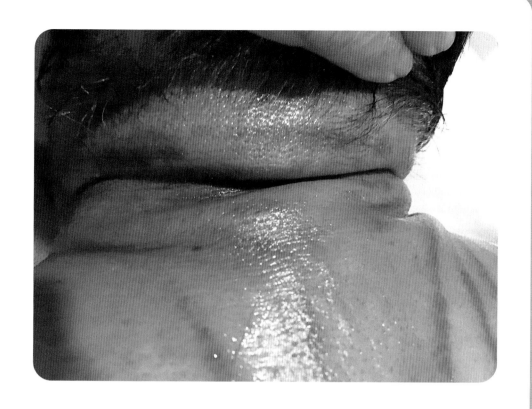

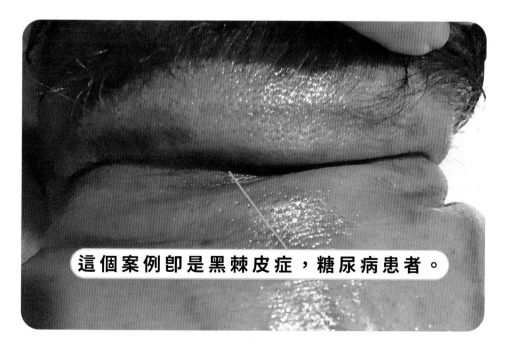

這個案例即是黑棘皮症，糖尿病患者。

感冒，呼吸道感染

感冒及支氣管炎的痧。

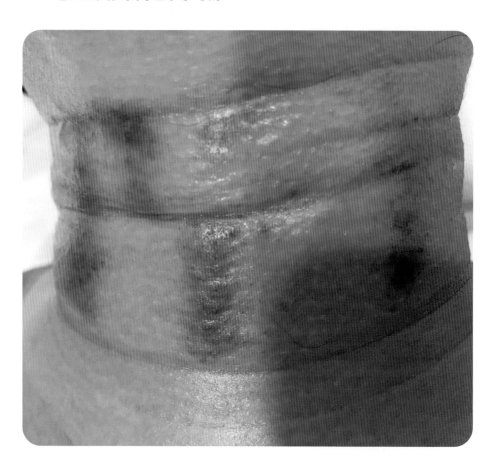

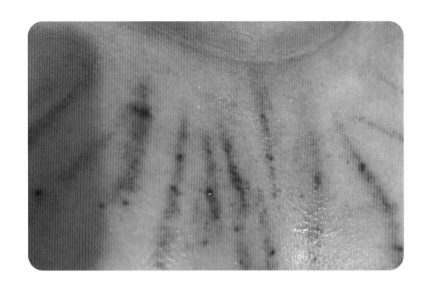

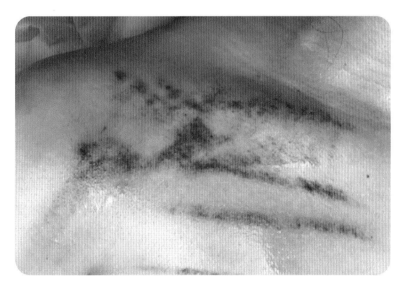

這張是心悸現象的塞痧，可看見痧色非常深，且塊狀呈現。

腦中風

　　只要頸動脈血栓清理乾淨，就能大幅降低腦中風的發生。因爲血栓是沿著頸部血管，流向腦血管。從圖中可見頸動脈髒痧非常多，是可能腦中風的警兆。

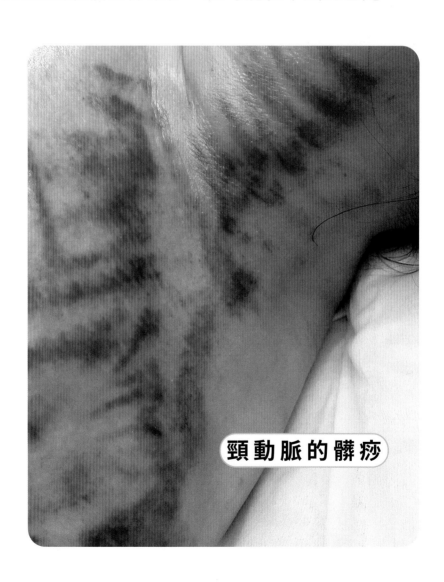

頸動脈的髒痧

豐胸

王小姐產後，乳腺阻塞，一直沒有辦法順利分泌乳汁，抓痧兩次後，乳汁已可以順利分泌。我們的胸部由腺體組成，沒有肌肉，所以脂肪豐厚胸部才會豐滿，抓痧可以使乳腺發達，我們建議坐月子時就要開始抓痧，同時可以調整乳腺，分泌乳汁。

體雕

陳小姐身材高挑健美，但自覺手臂不夠纖細，穿起婚紗不夠滿意。為了讓自己拍婚紗和宴客時的身形好看，在抓痧時請抓痧師針對手臂進行局部體雕，手臂纖細許多，拍婚紗和宴客時非常滿意。另一位張小姐也是，身材適中，但覺得自己的大腿略粗，穿短裙和短褲時不夠好看，抓痧時針對大腿體雕，在這個夏天終於心滿意足地穿上漂亮的短裙。可見抓痧亦可局部體雕，讓身形更漂亮。

劉小姐抓痧四個月，體重少了十多公斤，她其實並不是真的「胖」，而是身體水腫嚴重。當水腫消失後，體重自然減輕。她最期待每週二次的抓痧，回去量體重

總能減輕一公斤。蔡小姐也是，長期作息紊亂，睡不好，加上更年期後，原本身材纖細的她，急速發福。經由抓痧後‧睡眠品質變好，連帶更年期狀況減輕，作息慢慢調整，體重也回復正常。

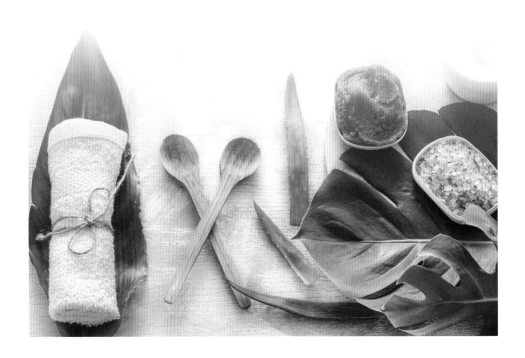

3-4 這樣也會改善！意想不到的神奇案例

不孕

　　林小姐長年不孕，吃了多年的中藥，始終無法調整好體質；看西醫求子也不成，訪遍名醫求子未果。經人介紹後，抓痧將近一年，終於成功懷孕，目前兒子已經上小學了，健康可愛。其實抓痧將她體內的毒素清理，體質調整好，讓腺體平衡，體內激素正常分泌。另一位吳小姐則是小產多次，每次懷孕後都流產。抓痧將近一年半，身體獲得適當調理後終於喜獲麟兒。她深知抓痧的好，坐月子期間仍持續抓痧，讓身體狀況平衡，恢復得快。

增加免疫力

　　我有位教會姐妹是老師，常常感冒。有次她感冒的症狀太嚴重，做禮拜時我看她這樣，心生不忍，便簡單幫她抓了肩頸。回家後，她覺得感冒的症狀緩解許多，於是就約了全身抓痧。持續抓痧將近一年後，她感冒的次數越來越少。隔年開始，她便不再感冒，保持健康至今。更有趣的是，她雙手雙腳的拇指指（趾）甲重新生長，變得像珠貝般光滑細緻平整。我們都覺得很驚奇，

她說這代表重生。說得對，她從一個經常過敏、咳嗽和打噴嚏的人，變成一個健康的人，不就是重生嗎？感謝主！

癱瘓

前面略提，我將癱瘓的媽媽藉由抓痧的幫助，讓她從癱瘓進步到生活可以自理。那是發生在九二一地震的時候，當晚因強震，大家慌亂逃生中，母親在狹小的樓梯間受到推擠而撞到頭部。當下哪顧得及頭部疼痛，一心只想往外逃。逃出來的前兩天，頭部還是脹痛，但老人家不以為意，心想或許沒事，休息幾天就好。到了第三天，她癱瘓無法行動，我們連忙送醫，做了頭部檢查。檢查出來的結果是腦部有血塊，並且發生在無法開刀的位置，且她的年紀已大，身體無法自行吸收血塊，醫生告訴我們，媽媽的癱瘓無法治療，或許很快就不久於人世，要我們做好心理準備。保險理賠業務員來處理此事時，保險公司最終判定了 [死亡給付]。

萬般無奈之下，我和先生商量後，決定將媽媽帶回家，由我幫她抓痧。她雖然癱瘓，但意識清楚，可以藉由眨眼回答我們的問題。當時的我還是美容師，抓痧的個案只有邱太太幾位。但我想，連邱太太都能好了，

不妨一試。接回來後,我便開始每天為她抓痧;因為她癱瘓不能動,所以每天只能一個部位抓痧,例如今天抓手,明天抓腿……這樣輪流抓過全身後,再重新開始。經歷半年每天以不凋花精油抓痧後,慢慢的,媽媽的手指開始動了,接下來身體也可以動了,雖然動的幅度不大,動作還是很吃力,但對我們來說,已是非常驚奇。

某天,我在幫個案做臉時,媽媽撐著助行器,舉步維艱,行動遲緩的從房間裡走出來。當下我和個案都非常震驚,媽媽能走了!雖然走的很辛苦、很慢。為了這一天,我為她抓痧了七個多月。後來我持續為媽媽抓痧,直到她生活可以自理。感謝主,祂藉由抓痧師的手行神蹟,只有祂有此大能行醫治。讓媽媽從被保險公司判定 [死亡給付] 的癱瘓者恢復到生活可以自理的狀況,還活了十六年。

註1.

中風的病變在腦部,初發病時中醫會「頭痛醫腳」,引導氣血往下,避免積於頭部。對於中風者,中醫仍採針(艾)灸、藥蒸、推拿等以疏通經絡及促進氣血循環為主之治療方式協助復健。

註2.

醫生亦建議可於中風復健期施以按摩或推拿來改善麻木狀況。

chapter 4

抓痧師的
育成之路

4-1 抓痧師的育成之路

　　抓痧師的育成不易，一路走來回想這三十年如夢似幻。前面提到 2001 年居士在我夢中的示現，隔天我就決定要好好將抓痧傳承發揚。那時的我還是美容師，一開始我找上美妝保養品的業務合作，他認識的美容師多，可以協助我招生；他還提議，不要其他回饋，只希望所有的抓痧師都使用他公司的精油就好。我學過精油相關理論，當時的精油配合廠商非常優良，一時間也很難決定是否改用別的精油，但我覺得他的提議或可一試。

　　當時我們為期一週，每天在我的美容工作室召開說明會，舉辦兩場，早上十點到十二點一場，下午兩點到四點一場。短短一週就有許多美容師展現充分的興趣，招生超過三十個學生。當時我的美容工作室有一張可以坐六個人的大桌，一次可教五個人，我開了六個班，天方月堂抓痧養身館的洪老師，就是我最初的學生之一，的確如此。

　　術科練習的過程中，除了學生自己要體驗抓痧，也要和其他同學互相抓痧。當學生體驗抓痧時，我要求她們必須清楚說明老師和其他同學抓痧手技的差異，以及

抓痧當下時的感受。例如手技是否正確？抓痧時是不是被指甲刮到？不能下壓用力，而在抓痧的過程中是否用力？哪裡太快或太慢，是否偏離抓痧的部位……這些都是在術科課程中必須注意的部分，我以「親身體驗」的方式在教導學生。

其實教學到後來，我覺得一班五個人太多，教學時往往會有學生跟不上，或是分心的狀況。因為每個學生都要練習和體驗抓痧，但五個人輪流下來，一堂課要花費好幾個小時。後來我減少人次，改成三人一班，到現在的兩人一班。雖然一班只有兩個學生，我在教學上勢必得花費更多時間，但我覺得要確保教學的品質，小班精緻化是值得的。

老師是你的終身靠山

我到現在教了也有兩百多個學生；但學會後真正以抓痧為工作的學生寥寥可數。我教學的習慣除了入門的學費，更提供終身學習，結業後希望學生常常回來，隨班上課精進，畢竟術科是無止盡的練習和成長。

除了學費外，我還贈送八次抓痧，由我認可的抓痧師服務，讓學生不只是課堂互抓，更能深入體驗每位抓

痧師的獨特之處，以及獲得量身調製的精油，加上學科十堂課的理論。結業後是否能成為一名抓痧師，以及成為抓痧師的前幾年，我都會竭盡心力的輔導，不會讓學生結業後各奔東西。當她們的客人遇到問題時，老師隨時都在，任何問題老師扛著，在這條漫長辛苦的路上，我們亦師亦友。

很多人都說：「老師，妳太辛苦了。終身學習還不額外收費，表示結業後妳還要一直照顧這些學生。」是的，當然辛苦，但甘之如飴，這是甜蜜的負荷，我的學生良善又可愛，與她們相處非常愉快。在教學的路上，什麼樣的學生都有；有聰明學習能力強的，也有比較慢學會的；有的被家庭的瑣事綑綁，家人也好，丈夫也好，心被愁煩綁架，在學習過程中心有餘而力不足。

面對狀況不好的學生，我耐心等候，從不給予壓力或是責備；因為那只會讓學生更氣餒更挫敗，久而久之失去了學習的熱情和動力。我總說：「老師永遠等你。不是你等我，是我在等你。」希望學生們的負擔減少，安心一些。

也有人說：「老師，這樣算下來，只收一次的學費太便宜了。」是啊，這樣算下來，學費早就回饋給學生

了。除了每次仔細的教學外，我到現在還是會送精油。因為我知道精油的確比較貴，對很多學生來說是額外的壓力。

當我教到精油的調配和使用時，例如薰衣草、迷迭香、天竺葵、鼠尾草或檀香……該如何調配，不是紙上談兵，而是直接示範。所以大家每次上課都會拿到精油，既然我都倒出來調配了，也無法還原，不如直接分裝在小瓶子裡讓學生帶走；我秉持著分享的心態，希望大家都能使用並感受精油的美好。

平均下來，認真的學生一個月就能學會抓痧，但是會抓痧會出痧，不代表就是抓痧師。要經過我的認可，學生才可以開始收費。每位抓痧師第一個名片，都是我做的，這是肯定、勉勵和祝福。身為我的學生，不能永遠不收費，不能永遠在練習，因為練習的這些對象，他們都不會付費。

這麼多年來，我聽到許多學生的抱怨，他們說：「老師，我那些閨蜜和家人，都覺得是他們幫我練出來的，我才能出師，所以他們不願意付費。」有的人直接講，有的含蓄，有的開玩笑……還說收別人兩千五，那收她五百吧。經由這麼多案例下來，我會告訴學生，家人支

持你，所以不收費沒關係，擁有這樣的技能，也要讓家人健康。但是，你覺得將來有可能成為客人的對象，就不要找他練習，你可以告訴他抓痧的好處，可以和他分享心得就好。

辛苦而漫長的育成之路

抓痧師的育成之路非常辛苦，有不少人在練習手技的過程中，大拇指疼痛，無法克服這個這個關卡而放棄；也有人覺得學科理論聽不懂而放棄。但我覺得身為抓痧師要專業，不能亂講。早期我就有一些學生亂講，說抓痧是氣功。明明這就是一門古老的技藝，跟氣功無關。也有人認為能夠徒手出痧，非常了不起。其實付出很多時間練習的代價，要據實以告，不要混淆視聽。

再次強調，我鼓勵學生自立門戶，畢竟抓痧要發揚光大，但我希望學生在「單飛」前都能通過我的審核認可，才可開班授課。如果她們的技藝還不純熟，開班授課是就誤人子弟，有問題也沒人可問可處理。我跟學生說學科理論我可以教，她們教術科沒問題，畢竟總有一天她們也要教學傳承。當學成後自立門戶，也要記得老師永遠是你們的後台，遇到問題，還有老師幫你解決，你不孤獨。

也有些學生會擔心老師搶走客人，我理解這是人性，但我都身爲老師，有那麼多學生要敎要輔導，我真的沒那份心力。我反而還希望客人都去找我認可的學生，有客人我都會給她們，怎麼會跟學生搶客人。我還希望早點退休，只要專心敎學輔導就好。說真的我自己客人就很多了，還要敎學、辨痧，敎導正確使用精油……忙都忙不完，巴不得把我自己的客人都轉給學生。

幫人助己的抓痧

一個優秀的抓痧師，除了精準辨痧外，從腰部到頸部能否抓出不間斷的長痧也是考核的關鍵，而長痧正是抓痧師辨痧的最大指標。很多學生一開始抓不出完整的長痧，只能抓出一段段的短痧來接，這就很難精準辨痧，因爲會出現斷層。很難判斷是抓痧時的手勁不夠，還是客人體虛，出痧斷斷續續。

在漫長的敎學生涯中，我也常有感動。例如有學生跟我學了很多年，怎樣都抓不出痧，在第五年的時候終於可以抓出痧來，慢慢學到已經可以收費，成爲抓痧師。也有本來我覺得表現不如預期的學生，可是透過長期的累積和學習，最後超乎期待的優秀……這些都讓我

很感動，更別說她們平常的互動，溫暖貼心。老師對每個學生都是一視同仁的好，當成自己的孩子在培養，每一個都是獨一無二的孩子。

　　每個人都可以學抓痧，因爲抓痧幫人助己，當抓痧師在幫客人抓痧的過程中，就是進行有氧運動，含氧量、運動和呼吸，肺活量比被抓痧的人還要大。在運動的過程中賺錢和付出，客人抓痧完付錢的時候，其實都是用感恩的心給予抓痧師。美容師會被討價還價，但抓痧師不會，這就是抓痧師的價值，也是抓痧師在辛苦的育成之路上，持續精進的動力。

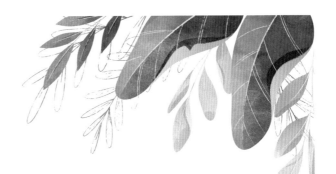

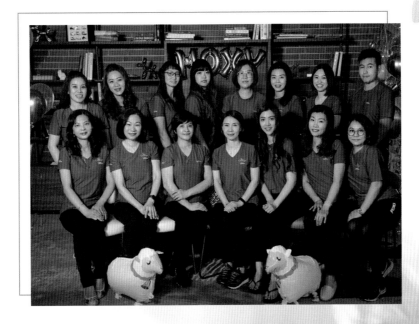

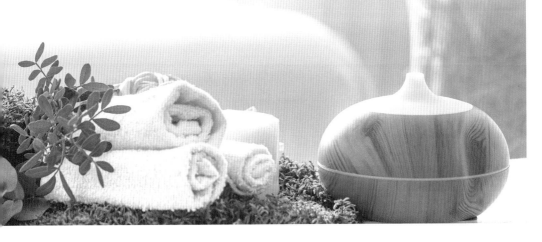

抓出病因，聽痧說話─健康自癒就從抓痧開始

4-2 推薦抓痧師

抓痧師
洪丸玲

1. 成為抓痧師的心路歷程：

　　18 年前因為一場抓痧說明會認識了「抓痧」，以及我的恩師「楊老師」，還記得當時在楊老師說明抓痧的由來及好處後，我便迫不及待的舉手搶著要親自體驗抓痧的益處。當楊老師的手在我身上滑動時，我就知道自己沒白來，內心想著：「這功夫真的太厲害了，我一

定要學起來幫我的家人抓！」從此之後，我每天都帶著身邊的親友到楊老師的工作室報到，因爲我知道只有不斷的觀摩練習、實戰模擬，功夫才能學得紮實。

2. 學會抓痧後，我生命的改變：

向楊老師拜師到現在，我每天都不間斷的抓痧，原先是爲了我的家人而學，卻沒想到漸漸地也變成我的一項技能。最明顯的改變是我和我的孩子們，他們小時候常常住院，時常要打點滴和吃藥，我學會抓痧後，就開始每天抓他們，漸漸全家人不再因爲感冒等原因，需要看醫生甚至住院，健保卡看診紀錄也都以牙科、眼科爲主，這讓我感到非常滿足。

3. 案例分享：

這 18 年來我碰過許許多多案例，其中最特別的，發生在家人身上。我公公在國外因爲跌倒撞擊到腦部陷入昏迷，在加護病房躺了 12 天，醫師也請我們做好心理準備，需要有一人待在台灣準備後事。當時眞的內心十分焦急，卻也不敢擅離崗位，我心想如果幫他抓痧，那他會不會有機會可以醒過來？和楊老師討論之後，我決定立刻啓程，雖然不一定會成功，但可能會讓他舒服一些。就這樣我帶著忐忑的心情出發，一到醫院我馬上

抓出病因，聽痧說話—健康自癒就從抓痧開始

拜託醫師讓我嘗試抓痧，得到醫師的允許後，我從頭部開始幫他抓，20分鐘後，神奇的事情發生了，我公公醒過來了！從那次經驗後，我對抓痧益處的信賴又更上一層樓。

4. 對於抓痧的願景：

我希望能將抓痧傳承給我的子女，以及有緣且願意認真學習的人，讓更多人認識抓痧的好，帶著精油旅遊，抓遍全世界。

我最喜歡在抓痧時幫個案的前胸處進行「開心大法」，因為當這裡的痧抓開後，心中的鬱悶就會消失，進而重新感受到通體舒暢的美好。

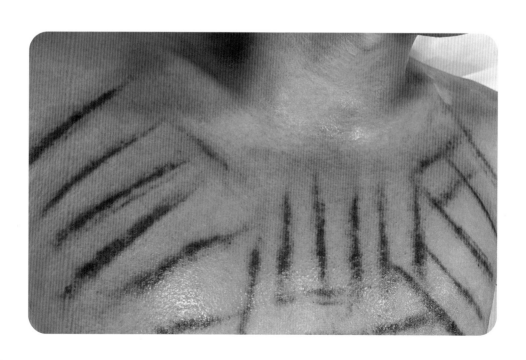

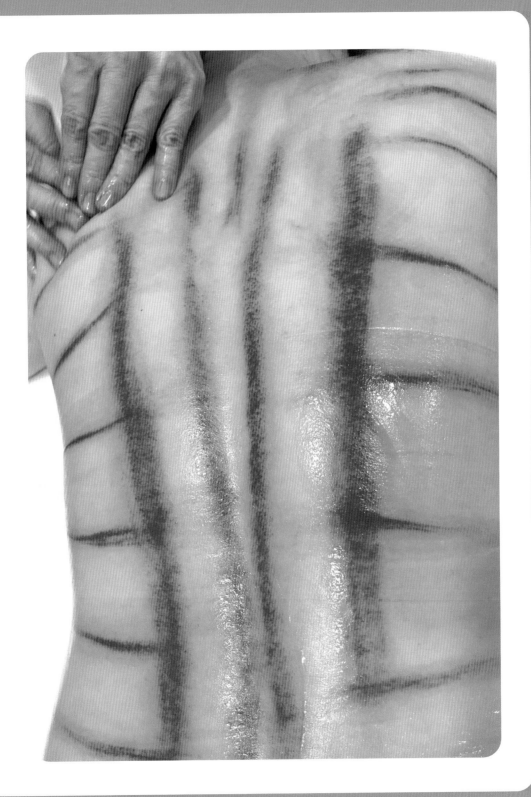

抓出病因，聽痧說話──健康自癒就從抓痧開始

抓痧師
陳楹蓁

1. 成為抓痧師的心路歷程：

　　原本我在建設公司工作，但在一次的工安意外中，遭受到電擊，左手的無名指、小指到前臂一片黑紫，組織嚴重受損。加上電流在體內竄動，沒有及時放電……這場意外讓我受了不少的苦，連帶高中時因車禍受傷的脊椎狀況惡化。在這段治療和復健的期間內，媽媽一直陪伴著我，她也是抓痧老師。在經過長期的治療後，仍舊沒有多大起色。怕痛的我，這才願意讓她為我抓痧，經過長時間密集的抓痧後，我的手指和手臂復原了，脊

椎狀況不再惡化。此時的我才眞正下定決心，走抓痧師的路。一來是從小我就耳濡目染，看著她爲人抓痧，幫助許多人得到健康。二來媽媽是我最好的榜樣，我希望能傳承她的抓痧事業，將抓痧發揚光大。最後則是因爲抓痧師在工作時間的調度上很自由，也受到個案的敬重；因爲她們明白抓痧可以讓身體健康，而健康是無價的。

2. 學會抓痧後，我生命的改變：

　　頭一年我花很多時間找媽媽的學生練習，好抓難抓都練；當媽媽抓個案時，我也會跟在她身邊學習，而其中最難的就是辨痧。這段時間，我見到人都想抓痧，因爲我明白任何一門專業，都需要經過辛勤的練習，以及經驗的累積。很感謝媽媽從小對我的教育，她讓我養成獨立有效率的優點，運用在抓痧技藝上，我也講求快速準確，尤其是最難處理的深痧和僵硬，往往我都能夠快速出痧，減緩肌肉的僵硬。接下來的四年，我抓了非常多的個案，基本的辨痧都讓個案深深覺得好準好神奇，正確無誤。日積月累下來，我對抓痧以及辨痧越來越進步；慢慢發覺個案反饋給我的影響非常大，個案付我錢後居然還深深的感謝我，說我讓她身體上的不舒服都好一半，而辨痧後個案也都乖巧的配合固定抓痧，甚至搭配屬於自己身體狀況的精油抓痧。她們的精神、體力和

身體狀況，漸漸獲得良好的改善。很開心能夠幫助客戶得著健康，她們的感謝與支持都讓我非常感動。現在的我，樂於挑戰難抓的個案，不管多麼難抓難出痧，我都有信心能夠靠我的雙手，幫助她們重新拾回健康。

3. 案例分享：

　　這位個案年約 25 歲，身材很好，但唯一不滿意的是她的小腿，覺得線條不夠美麗。於是她去醫美診所針對小腿施打肉毒桿菌，的確小腿的線條達到她想要的效果，卻因此帶來始料未及的後遺症──小腿變得僵硬，充滿硬塊。雖然看不出來，但自己的腿變得充滿硬塊，在心理和身體上，總是會感到沮喪和困擾。經人介紹後，她來找我針對小腿抓痧。第一次抓完，她就覺得硬塊變軟了，經過三次抓痧後，硬塊恢復大半，不到十次，小腿的硬塊盡數消除。也因此她對抓痧非常有信心，安排全身抓痧，非常配合，開始抓痧之旅；每每抓完，她在回家的路上傳給我的語音分享充滿喜悅。而她的喜悅也感染了我，讓我非常開心能夠幫助她，不但把她的小腿「變軟」了，也保養她的身體，讓她更健康。

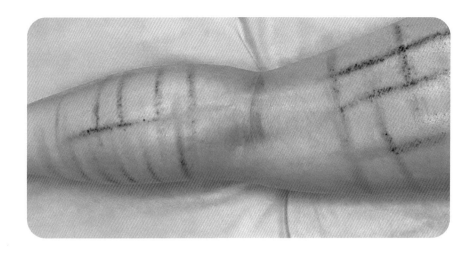

第一次抓痧。

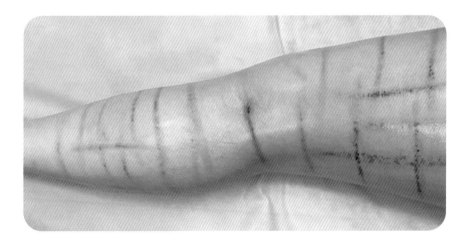

抓痧三次後。

抓出病因，聽痧說話—健康自癒就從抓痧開始

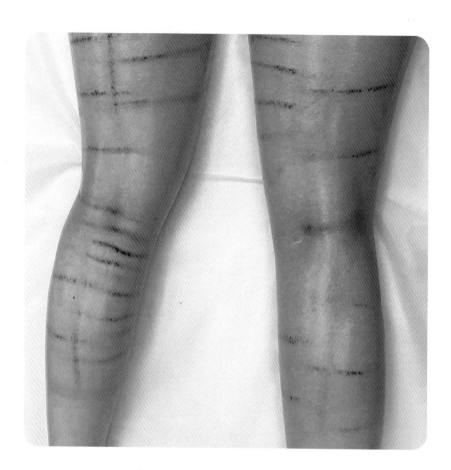

抓痧十次之後。

這個案例是位 28 歲的保險從業人員，由於工作性質關係，不但有業績壓力，也經常作息不正常。由痧的狀況得知他是燥濕體質，長期睡眠不足導致肝火太旺盛，體內亦有過敏反應。

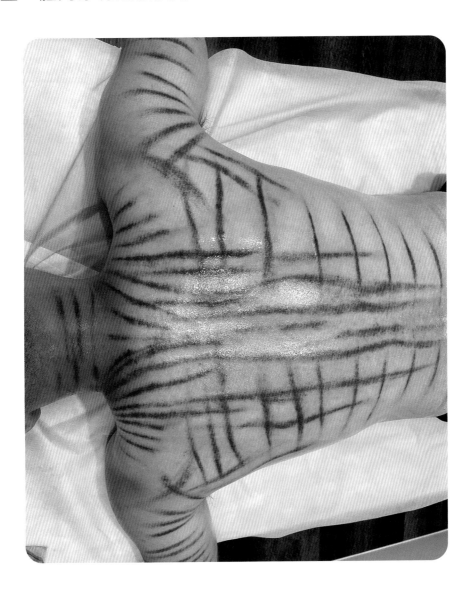

這個案例是位 40 歲的房務人員，也是一位虔誠的基督徒。感謝神，讓我能幫助她重拾健康。由痧的狀況得知她是燥熱體質，心肺火旺，容易神經失調，亦有過敏反應症狀。

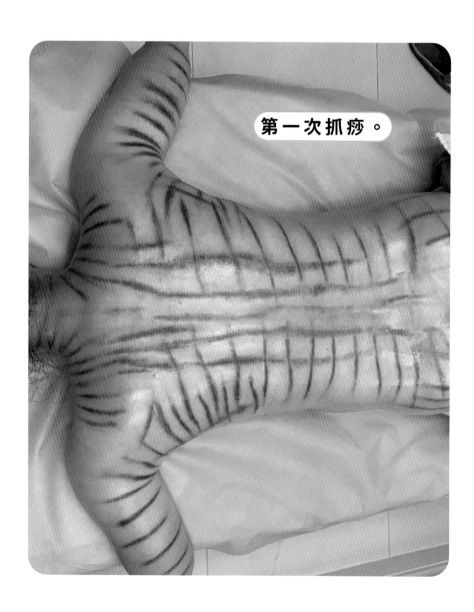

第一次抓痧。

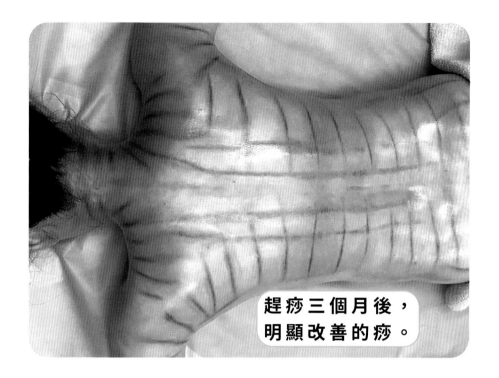

趕痧三個月後，
明顯改善的痧。

4. 對於抓痧的願景：

　　身為老師的女兒，我更應該將抓痧傳承下去，並且
發揚光大，繼承她的衣缽。感謝她在抓痧的路上帶領我
持續精進，我期許自己在經過不斷的練習和累積後，能
成為厲害的抓痧師，進而成為像媽媽那樣受人敬重的老
師。未來的我，希望讓大家都能夠認識什麼是抓痧，並
且了解抓痧的好處；抓痧是無侵入性的，讓人身體健
康，清理血管中的毒素，同時也能放鬆肌肉與筋膜，都
對健康有益，何樂不為呢？

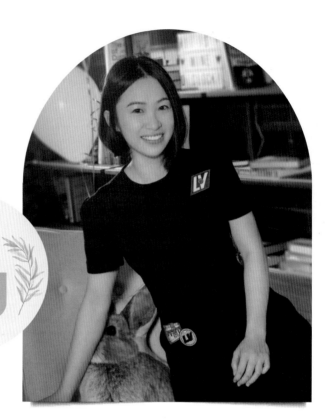

抓痧師
鄭芷伊

1. 成爲抓痧師的心路歷程：

　　在認識男友前完全不知道抓痧是什麼，只知道有時候他身上會有一條一條的痧痕，他告訴我，他的媽媽是抓痧老師，這是媽媽抓的痧，而且是用大拇指抓的。我心裡覺得好厲害好神奇；同時也疑惑真的只靠大姆指指腹就能抓出痧嗎？男友說改天認識我媽媽就知道了。不久後機會來臨，老師知道我對於抓痧好奇，某天邀請我看她幫個案抓痧，親眼看到老師只用雙手大拇指把痧抓出來時，心裡的震撼無法形容。之後因爲感冒而讓老師

抓痧，那是我第一次體驗抓痧，我以為會很痛，結果只有舒服兩個字能形容；原本因為感冒而不舒服的身體，獲得舒緩。那時，心裡有了學習抓痧的想法，和媽媽分享抓痧經驗後，以及在老師和男友的鼓勵下，正式踏上學習抓痧之路。

2. 學會抓痧後，我生命的改變：

最大的改變是讓我身邊的人越來越健康。和許多人比起來，我是很幸福的，家人的健康狀況都很好，定期抓痧為他們保養身體，讓家人可以更愉快的享受生活。雖然爸爸偶爾因為勞累而肩頸痠痛，但在我幫他抓痧後獲得放鬆和舒緩；很高興我能藉由抓痧孝順父母，有一個表達愛的機會。更高興的是，我在這麼年輕時就學會這項技藝，畢竟健康是無價的，我的手就是創造無價之寶的工具。回想一開始學習抓痧時，也曾經歷新手的挫敗和沮喪；但我持續下去，越練越有心得。面對再難抓的個案，我也不像以往擔心是不是沒辦法抓好，現在我已經可以順利的抓痧。看到個案舒服放鬆的反應，讓我覺得沒有什麼不舒服是抓痧解決不了的。而藉由不斷的學習，讓我更了解人體的小知識和小毛病。對我來說，工作只是把事情做好，但抓痧卻能幫助人獲得健康，這份成就感已經超越我以往在工作上所獲得的肯定了。

3. 案例分享：

目前沒接觸特別的案例，所以來說說自己。我是標準的亞洲梨形身材，下半身是易胖體質，屁股和大腿很有肉；加上之前不當重訓把腿部肌肉練得很硬，朋友都戲稱我的腿是運動員的腿。在意識到錯誤後，我開始每週下半身都抓痧，首先僵硬的肌肉獲得改善，再來抓痧的好處盡顯。因為抓痧把血管的毒素和廢物清乾淨後，下半身的循環開始順暢，整個人有變輕的感覺，不僅僅是指體重變輕……這真的需要親身體驗抓痧才能明白。再搭配正確的飲食和運動，我終於瘦了，感謝有機會可以接觸抓痧，在我的瘦身之路若沒有抓痧，而只改變運動方式，是不會這麼順利的；因為僵硬的肌肉沒得到正確的舒緩，再怎麼練只會越來越結實，若沒有抓痧排毒，我的梨形身材也只會變成更大顆的水梨。

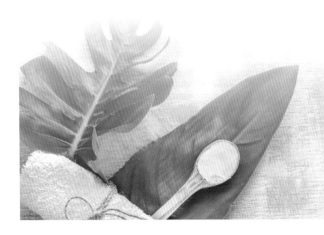

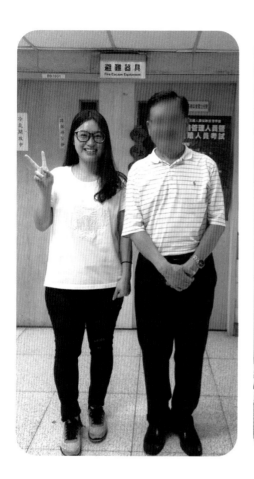
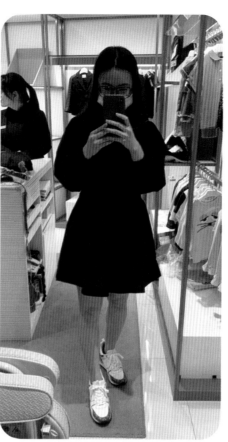

抓出病因，聽痧說話—健康自癒就從抓痧開始

　　這個案例是 29 歲的美髮師，平常上班需要久站，加上長時間拿吹風機，因而有了手臂肌肉僵硬的職業病。由痧的狀況得知肝氣鬱結，內分泌失調，因肝火旺盛，導致睡眠品質不佳。

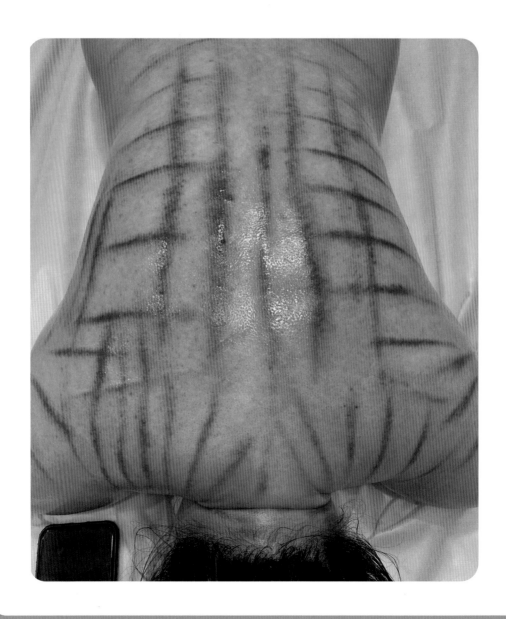

這個案例是 46 歲上班族，本身是過敏體質，經常感到疲累，平常有運動的習慣，經拳擊教練提醒身體肌肉與筋膜太緊，於是抓痧。由痧的狀況得知爲燥濕體質，因心火旺盛，影響睡眠品質，且體內易缺氧。

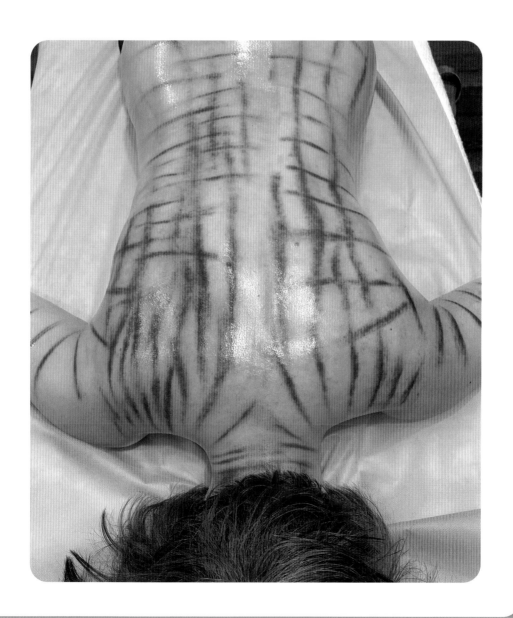

這個案例是 46 歲按摩師，過去是運動選手，現因工作需要久站、長時間彎腰和出力，使得身體肌肉更爲僵硬。由痧的狀況得知爲虛濕體質，且有荷爾蒙失調以及代謝症候群。

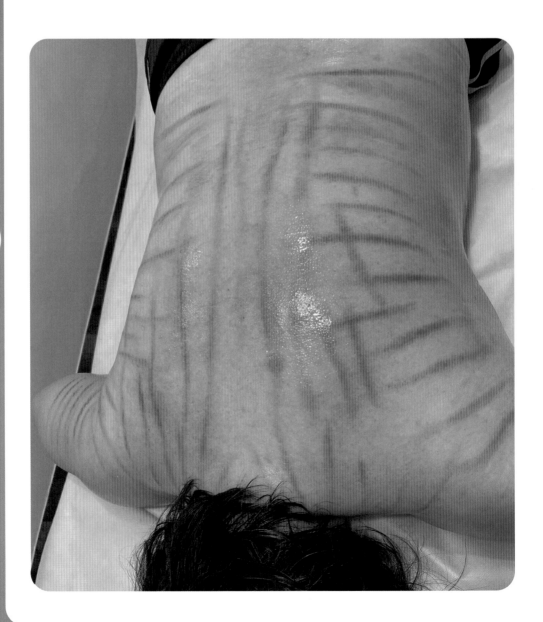

4. 對於抓痧的願景：

　　希望自己循著老師的步伐，一步一腳印，持續往前，不斷精進。但願在我的努力之下，有天也能和老師一樣厲害，成為一位令人敬重的抓痧師。

　　這些年，老師將她幾十年獨門調配精油協同抓痧的經驗心得傳授予我，希望我能益求精進。在和老師朝夕相處的幫助下，漸漸潛移默化將抓痧技藝與精油協同互相助益、融會貫通，進而幫助有需要的人。這門技術的好，是完全無法用言語形容的，需要大家親身體驗才能明白。往後我也將追隨老師步伐，期望有朝一日能傳承老師衣缽，將抓痧技藝發揚光大！

　　同時也期許自己的抓痧技藝，獲得更多人的肯定，並且相信我能給他們健康、乾淨的身體，除了幫助大家進一步認識抓痧，還要持續分享抓痧的好處，更要為因疾病而失去盼望的人，帶來希望與光亮。

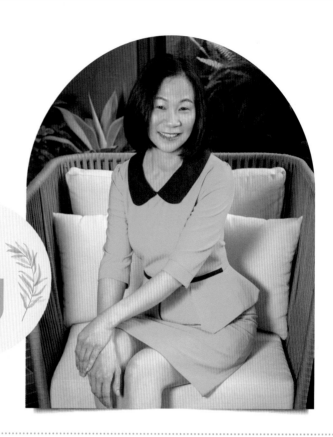

抓痧師
陳敏鳳

1. 成為抓痧師的心路歷程：

　　我原本在有機店上班，而楊淑惠老師是店裡的常客，在接待時，就被老師身上散發出來的氣質吸引，不論是言談間還是散發出來的自信，總是給人相當舒服的感受。在好奇心驅使下向楊淑惠老師詢問，究竟是甚麼原因讓您能夠散發出這麼好的氣質？而答案是「抓痧」以及「精油」，因為抓痧需要用到精油。而楊淑惠老師所選擇的精油都是品質純正檢驗合格精油，用在抓痧上更是相得益彰，對人體相當有益，在她的介紹之下，邀請我親身體驗一次，從此認識到抓痧的好，也想為家人抓痧，就一路跟著老師，及千羊抓痧團隊一起學習成長。

2. 學會抓痧後，我生命的改變：

　　最有感觸的是我的弟弟，由於他長期身體虛弱，血管較沉、不易出痧，因此也成為我學習抓痧歷程中最佳的練習對象。這段期間因一直無法抓出痧而相當挫折，但他始終鼓勵著我，一路支持著我，非常感謝我的第一位個案，也是我的終身鐵粉。

3. 案例分享：

　　約 60 多歲女性，工作是內勤人員。因抓痧改善健康。她本身為了保養皮膚，長期做脈衝光療程，但每次做脈衝光療程過程都會灼熱刺痛。開始接觸抓痧之後，再做脈衝光療程之前，物理治療師因為看到抓痧的痧線條，以為是有外傷，所以每次治療前都會墊一塊布在痧的線條上，再進行脈衝光的治療。經過幾次抓痧之後，做脈衝光療程時，已不需要再墊布了，也不會有灼熱刺痛感，更能舒服的入睡直到療程結束。讓物理治療師也對抓痧產生好奇心，更讓這位個案親身感受到抓痧在她身體上的變化，再次驗證抓痧的好處。

4. 對於抓痧的願景：

　　期望靠我的雙手，幫助需要抓痧的人及造福更多人的健康，未來希望能夠藉由自身的經驗去幫助更多的人，不要因疾病而失去了家庭的和樂，將抓痧的技術傳承下去。

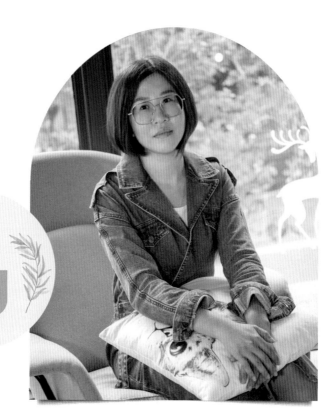

抓痧師
吳郁婷

1. 成為抓痧師的心路歷程：

　　爸爸之前給其他的學員抓痧過，抓痧時間約一年，一直覺得這項技藝很不錯，剛開始不相信用手就能抓出痧。後來跟當時工作的店長聊到，店長說她也想去看看，因此認識楊老師，開啓人生值得追隨的道路。一轉眼接觸抓痧已經九年，從抓不出痧到現在可以輕鬆抓出來，不二法門就是勤練，幸好自己一直支撐下去，也很慶幸能成爲楊老師的學生。

2. 學會抓痧後，我生命的改變：

　　對我生命最大的改變是，家人的健康我扛下來了；當然也會特別關注自己的身心狀態。從懵懵懂懂的新手抓痧師，到現在個案來抓痧時，未抓前會先觀察個案的狀況等等，還有如何提升自己，成爲值得個案信賴的抓痧師。懂得越多，個案更會把她的健康交給妳，一路以來我都是這樣期許自己。

3. 案例分享：

　　我的爸爸在 2009 年確診爲口腔癌 1.8 期，之後做了腫瘤切除的手術。術後爸爸接觸到抓痧，之前他是給學姐抓的，一直抓到我學會抓痧後的十多年都是我幫他抓痧。這十多年來他的口腔癌回診都很穩定，除了抓痧外，精油的輔助幫忙很大。除此之外，爸爸以前是一週兩次需要去中醫診所拔罐推拿的患者，但自從我學會抓痧後，隨著技藝的進步，他再也沒有去過中醫診所。感謝爸爸的配合，以及我的堅持，才能看到這個結果；也感謝自己沒有半途而廢，才能讓家人朝更健康的路邁進。

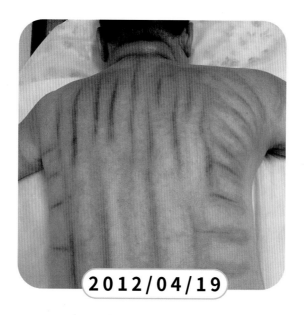

2012/04/19

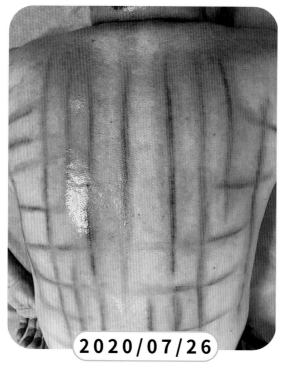

2020/07/26

本圖為抓痧師父親

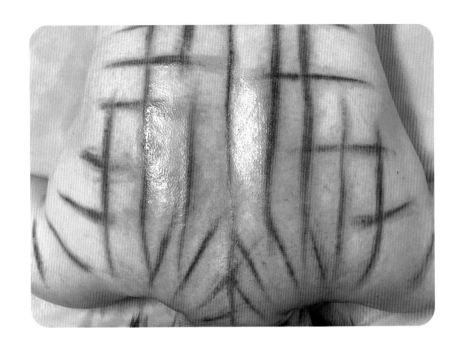

　　這個案例是 38 歲的公會秘書，長期因工作的壓力，導致情緒起伏大。從痧的狀況可得知心肺火旺，身體有過敏反應等症狀。

4. 對於抓痧的願景：

　　莫忘初衷，不要忘記當時學習的本心；希望有朝一日能夠像楊老師一樣，有這樣的成就與地位。老師一直很努力將抓痧永續傳承，所以我不會忘記她的苦心，盡我最大的能力將抓痧分享給更多人知道。期許自己行善不落人後，可以像許多善心的醫生，提供義診，幫助更多生活辛苦的人。今年的我收穫更多，相信會將抓痧這門技藝發光發熱。

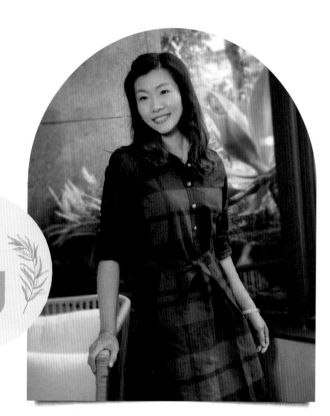

抓痧師
李昱嫻

1. 成為抓痧師的心路歷程：

　　因為姊姊昱萩的緣故，我認識了抓痧，母親長年的咳疾也是經由抓痧治好。我本是職業軍人，退伍後遇到婚姻問題，我帶著兩個年幼的孩子生活。雖然有退休金，但仍不足以負擔兩個孩子的開銷，上班族的工時也讓我難以兼顧孩子的接送等問題，在身心俱疲的高壓下，我的身體出了狀況，內分泌嚴重失調。而長期以來，我和家人都深深體驗到抓痧的好處，對這項古老的技藝非常有信心，因此在母親和姊姊的鼓勵之下，拜入

楊老師門下。從一開始沒有自己的工作室，努力耕耘到現在，在今年五月終於擁有自己的抓痧工作室。感謝恩師，一直以來的鼓勵、陪伴和教導。

2. 學會抓痧後，我生命的改變：

　　抓痧改變了我的身心。以身體的部分來說，以前除了內分泌失調外，睡眠品質也不好，血液循環也差，容易手腳冰冷。現在變得健康，精神很好，就算是冬天也不怕冷，內分泌也正常。我的個性也有極大的改變，以前容易緊張和急躁。但現在情緒平穩許多，思維模式改變了，不那麼急躁，能夠沉穩面對事情，不容易鑽牛角尖，也更有自信。而我的孩子在成長的過程中，抓痧也給予他們許多的幫助。當他們因為生長痛而無法安眠，我為他們抓痧，消除了膝蓋和關節的疼痛腫脹，也讓親子的感情更好。孩子總說，希望以後成為像我一樣的抓痧師，聽了心裡非常溫暖和欣慰。學會抓痧，完全改變了我的生命和生活，從未想過自己的人生也能有這麼美好的轉變。

3.案例分享：

　　曾媽媽 63 歲，在眷村經營自助餐。55 歲那年疏於吃藥控制高血壓，因而引發腦溢血。復健後左臀腿還是時常痠麻脹痛，行動不如以往方便。經歷四年多的治療，能試的都試過了，始終沒有起色。直到經人介紹，來找我抓痧，第一次抓痧後，她就非常有感，獲得緩解和舒服。在我這裡抓痧的前三年，維持每週一次的頻率，她在這段期間內身體的各項指數，從一開始的失常到現在維持正常，到了今年已經可以調整為每月一次，每次回診時醫生也嘖嘖稱奇，驚訝她的指數不但回歸正常，還能維持下去。除此之外，原本困擾她多年的鼻竇炎也好轉，原本時常感冒，到現在幾乎不曾感冒，長期持鍋鏟痠痛的手臂也不痛了；胃食道逆流原本很嚴重，也幾乎不再發作。

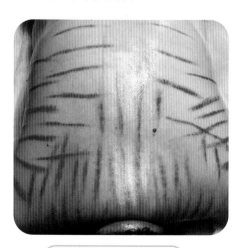

2017/10/11

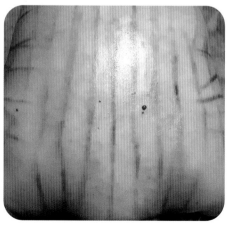

2018/11/5

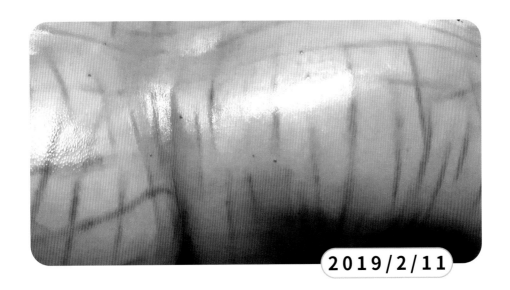

2019/2/11

因為腦溢血而造成顱內壓力失衡，使得頭部凹陷和突起的部分，也漸漸平復。連駝背也改善許多，厚實的背部也變小變薄。

4. 對於抓痧的願景：

希望能讓更多的人認識抓痧，進而受益，獲得健康。能夠持續努力耕耘，將這項古老的技藝傳承下去，並發揚光大。我也鼓勵孩子成為抓痧師，幫人助己，也是傳承。目前我是高雄唯一的抓痧師，希望未來南部地區能有更多的抓痧師，可以服務南部的個案，讓他們獲得健康，同時也是回饋生養我的這塊土地。

抓痧師
蔡婕甄

1. 成為抓痧師的心路歷程：

　　某次與友人聊天過程中，朋友急忙離開，她說要去「抓痧」。我心想刮痧為何要說「抓痧」？當場糾正朋友，朋友說是真的「抓痧」，心想一定要去體驗，太特別了，用手就行。但太害怕疼痛，先邀請姊夫、姊姊和爸爸去嘗試。朋友說過這對身體很好，讓我想到家人眾多，應該要親自去學，讓家人都被抓。尤其爸媽不太會去外面讓人按摩，所以更要學。在學習抓痧的過程，起初一直不被看好，被我推派去抓痧的人，回來都說好痛，有的黑青一大片，但卻又非常開心，因為身體放鬆了。

2. 學會抓痧後，我生命的改變：

　　我本身有免疫過強的問題，所以會細胞打架，一直在吃免疫藥，三餐當飯吃，十多年來身體累積許多藥性。甚至還曾經因為肝指數突然飆升，而緊急住院，當時的肝指數嚇壞了我！

　　在抓痧的前十次，痧色紅黑到嚇壞自己和家人。雖然會痛，但能慢慢接受這種痛。看著毒素一直被帶出來，非常療癒，身體也變輕鬆，整個人變得更有活力，也不會再因吃西藥而心中排斥。固定抓痧一年半後，痧色變得平穩，各項檢查指數也很標準，讓我更開心堅信一定要被抓痧，也要用心為家人朋友抓痧。

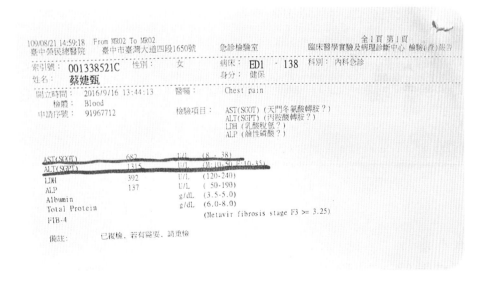

在經歷猛爆性肝炎後，仍有一陣子指數降不下來。

也有個案指定我只能抓直的不要橫的，因爲抓橫的比較痛。那時，我在心裡告訴自己一定要學好，要他們都接受，所以造就我現在遇強則強。遇到想抓深痧，但又怕痛的，我們就慢慢來，我們來比耐心。

台中榮民總醫院

敬告:本單僅供醫師參考使用，不具任何申請效力!!

001338521C　　　　　　　　　蔡婕甄　　　　　　　　女

DATE	HBsAg quantitative test	HBV Viral Load Test
HBV viral load		
1050917		6.78E+03 IU/mL
1060111		< 2.00E+01 IU/mL
1060429		< 2.00E+01 IU/mL
1060808		Target Not Detected
1070130		Target Not Detected
1070612		Target Not Detected
1070905		< 2.00E+01 IU/mL
1071023		Target Not Detected
1080313	181.4	
1080313		Target Not Detected
1080724	153.8	
1080725		Target Not Detected
1081116		< 20 IU/mL
1090619	112.4	
1090619		< 20 IU/mL

抓痧一年半後，指數已經正常

3. 案例分享：

　　這位朋友是從我一開始學習抓痧，到我現在成爲抓痧師，一直都很支持我的朋友。她是肌肉較硬的人，所以背、腰和大腿的筋都很緊，要抓很多才會覺得鬆。她自己也會去做很多種治療，例如中醫推拿、針灸或踩背……因爲腰就是不舒服。最後她還是認爲抓痧最有效，可以維持最久，腰在每次抓完都能放鬆，而且睡眠能夠更深層，讓身體眞正有深睡的感覺，胸悶也改善了，可以深呼吸，心跳更平穩。

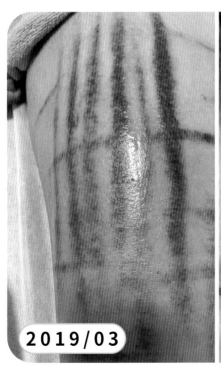
2019/03

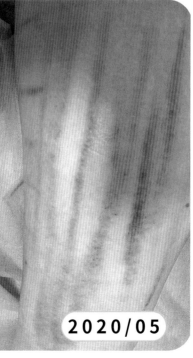
2020/05

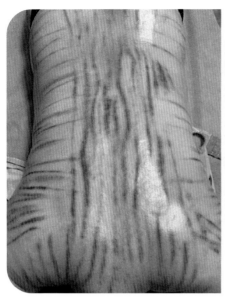 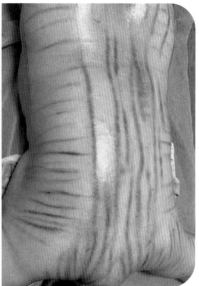

2019/03　　　　2020/05

4. 對於抓痧的願景：

　　學會抓痧，看似簡單，其實是門深奧的學問。每個人的痧形和痧色皆不同。不同的症狀有不同的痧，也可從痧的粗細看出人的個性，學會了解別人。從每個人的症狀不同，我們可以幫個案解決各種不舒服，讓他們更相信抓痧的效果，和我們的專業。讓我們用好的精油，尊貴的雙手，在不侵入性的治療下，抓出「千羊抓痧」的一片天。

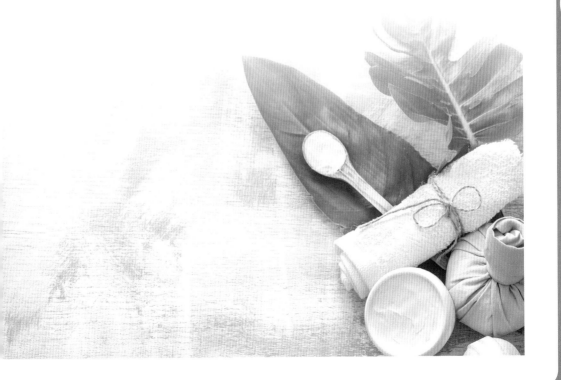

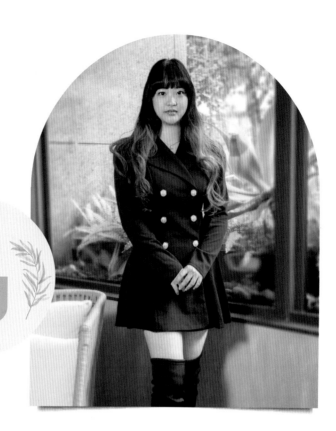

抓痧師
陳姝帆

1. 成爲抓痧師的心路歷程：

　　楊老師與媽媽是 30 年的好姐妹，年幼看著媽媽給老師抓痧，我感冒發燒也會給老師抓背，那時只覺得好痛，一直哭泣。但很神奇的，抓完痧喝一大杯熱開水，滿身大汗，燒就退了。後來老師開班敎抓痧，媽媽是老師早期的學生之一，另外還學調配精油。我自幼學習音樂，大二那年因騎車出車禍，雙手腕重創無法吹長笛而休學，手術後復健兩年，手腕依然疼痛，手指不靈活，媽媽帶著我遍訪名醫都無法復原，最後被迫放棄成

為音樂家的夢想之路。我們鬱鬱寡歡，老師時常給予安慰。有一天媽媽從老師家回來說：「姝帆，忍著痛，我們請老師抓痧吧！」用千年化瘀的不凋花精油，一週兩次的趕痧，每次都是淚水潸潸疼痛難忍。但持續一段時間後，疼痛感漸漸舒緩，手指的靈活度也慢慢進步。這時，才真正明白抓痧的功效。因此下定決心學習抓痧，拜楊老師為師。感謝老師無私的教導與鼓勵，家人的支持，自己認真努力，做中學和勤練習，屢屢得到老師的讚賞。其實我只是學習〈腓立比書 3:13-14〉所言的精神：「忘記背後，努力面前，向著標竿直跑。」

2. 學會抓痧後，我生命的改變：

　　學習抓痧讓我凡事感恩，因喜樂而滿足！成為抓痧師必須學習兩門功課，第一是學科理論，老師教我們抓痧的緣由，了解身體的構造，以及人為什麼會生病？如何藉由抓痧讓身體更健康。學科讓我們瞭解抓痧功效和身體構造，每個器官的功能與位置，如何藉由抓痧讓身體更健康。第二是術科手技，練痧是成為抓痧師必經之路，要克服手痠以及抓不出痧的挫敗感，對我是最大的考驗。老師常用上帝的話激勵我，帶著我一起禱告，使我疲憊的身心靈得平靜安穩，日日有生命活水充滿，源源不斷更新自己，收起驕傲、自大和愛比較的個

性，改用謙和的態度以及柔軟的身段為人處事。無論是
抓肩頸、半身或是全身的個案，都盡心盡力，用柔中帶
勁的手技，使個案舒暢又不過度疼痛，抓完還會預約下
一次，這是對我最好的回饋。學習抓痧使我親身經歷上
帝的慈愛，雙手腕經由抓痧得醫治，最大的收穫是改變
我的人生觀，因謙卑順服而蒙福，以感恩的心面對每一
天。

3. 案例分享：

　　成為抓痧師，抓過不同性別、年齡、身材和體況的個案，其中以我姨媽的例子最令我感動，鼓舞了我。姨媽一直都擁有好身材、外型年輕，卻在 2016 年底，因腰臀持續疼痛，針灸復健治療半年未見好轉，醫生建議到大醫院看風濕免疫科。姨媽疼痛難受，到中國附醫掛風濕免疫科，醫師抽血檢驗，每月回診檢查，經過一年後確診紅斑性狼瘡，開始固定吃藥。當時的姨媽，看風濕免疫科，又看中醫針灸推拿，中西藥都吃。因為我們照顧癌末外婆，並不知道姨媽身體出狀況，直到 2018 年健保卡註記重大傷病卡後，姨媽才告訴我們。原本印象中年輕的姨媽臉上長出許多斑與皺紋，每週末她來探視外婆，常說每回抽血，白血球指數都低於正常值，不知道如何才能提升白血球指數？全身肌肉酸痛僵硬，晚上睡眠品質不好，白天起不來，腸胃脹氣排便不順暢……我不忍心看姨媽受苦，某天家聚時，我終於提起勇氣跟她說：「讓我幫您抓痧好嗎？」母親調配一瓶適合姨媽現況的精油送給她，姨媽在 2019 年 3 月開始抓痧。剛開始的痧出不來，而且冷，沒有溫度；我鼓勵姨媽泡澡和熱敷，每週固定兩次抓痧。半年後，姨媽回診看抽血報告，白血球指數回升到正常值。她很開心，特別在那年楊老師 12 月舉辦的聖誕報佳音會中分享見證，

-------------------中國醫藥大學附設醫院台中東區分院檢驗檢查報告-------------------
-------------------地址：台中市東區自由路三段296號-------------------
--<<報告單>>---
姓名:高碧玉

血液檢驗單-Blood(CM-T210)　　申請單號:85886　　　　檢體類別:B
申請醫師:黃建中　　　　　　　科別:　　　　　　　　申請日期:1080718 0832
　　　　　　　　　　　　　　簽收日期:1081002 0820　報告日期:1081002 0839
報告狀態:完整報告　　　　　　操作組別:
初報者:戴憶慈　　　　　　　　報告者:戴憶慈(檢字第009976　號)

【報告內容】
WBC:　　　　　　　　　7.12 x10^3/ul (3.99-10.39)
Hb:　　　　　12.3　　　g/dL　　 (男:13.7-17.0 女:11.1-15.0)
Platelet:　　　　　　　273 x10^3/ul (130-400)
Diff. Count
Neutrophilic. Segments:　60.9 %　　(40-74)
Lymphocytes:　　　　　31.7 %　　(19-48)
Monocytes:　　　　　　6.6 %　　 (3.4-9)
Eosinophils:　　　　　 0.7 %　　 (0-7)
Basophils:　　　　　　0.1 * %　　(0-1.5)
N.Bands:　　　　　　　　　 %
Metamyelocytes:　　　　　　 %
Myelocytes:　　　　　　　　 %
Promyelocytes:　　　　　　　 %
Blasts:　　　　　　　　　　 %
Other:

本報告內含個人資料，請妥善保管

中國醫藥大學附設醫院台中東區分院 病歷複製本釋出專用紙
病人隱私，請妥善保管!　　　　　 (1/1)

與正本相符

WBC 白血球數值回復正常值。

拿出幾項檢驗報告正常數據，分享這半年多來持續抓痧後身體改善，筋骨舒緩晚上好眠的體驗……大家聽完都感動得哭了。抓痧一年後的她，自豪的說皮膚緊實有光澤，腰上的兩塊馬鞍肉不見了，曲線更窈窕，各項檢查指數持續在正常值，身體更健康。能幫助姨媽恢復健康，我的心中充滿喜樂、滿足和感恩。

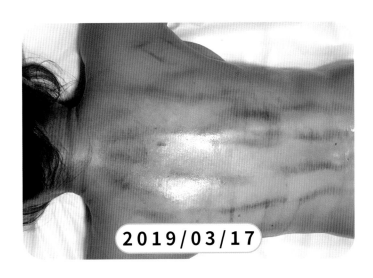

2019/03/17

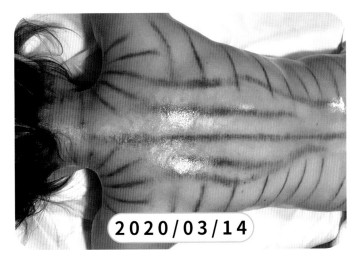

2020/03/14

抓出病因，聽痧說話－健康自癒就從抓痧開始

這是位 36 歲男性，因爲長期熬夜，睡眠品質不佳，容易疲勞，且肝火旺盛。經過持續三個月的抓痧，清除體內毒素，降肝火，不再頭痛，也擁有良好的睡眠品質。

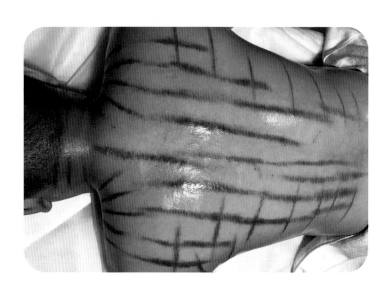

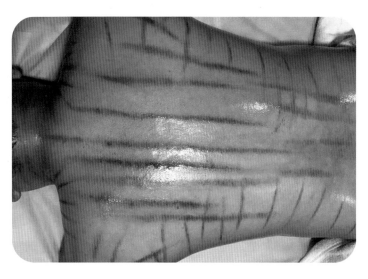

4. 對於抓痧的願景：

　　小時候抓痧，讓我很少看醫生、打針和吃藥。車禍手術後漫長的復健之路，疼痛、花錢又耗時，最後選擇抓痧，將危機化爲轉機，親身經歷抓痧將手治癒。抓痧對我而言，眞的很神奇！一路走來，從小被抓痧，大學因車禍身心飽受煎熬，用精油與抓痧療癒心靈，治好手傷，到立志學習抓痧，眞正成爲抓痧師。這樣大逆轉的變化，非文字所能形容。感謝上帝賜給我一雙靈巧的手，雖然沒有成爲音樂家曾經讓我沮喪，但卻從被抓痧的療癒中，體會質純精油與巧手搭配，因應不同體況微調力道，使個案不因過度疼痛讓肌肉緊縮。而最重要是辨痧的功夫，幫個案抓痧後，會根據出痧狀況與他們說明討論做記錄。尤其是看著固定抓痧的個案，越來越健康，我就很有成就感，讓我越來越喜歡替別人抓痧。除了提升自己的免疫功能，經驗的累積和技術的熟練，讓我從抓痧中，漸漸明白老師傳承無私的愛。上帝愛人，老師及母親愛我，到我愛我的每一位個案，個案也有愛的回應；抓痧不僅醫治了我的手，也醫治了我的心。我常與人分享健康、快樂和愛，抓痧師幫助人啓動自身自癒力，加強身體循環代謝。在老師的愛中，希望我可以永保這份赤子之心，把愛傳承下去。

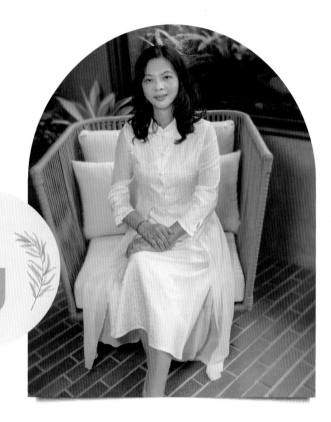

抓痧師
黃子毓

1. 成為抓痧師的心路歷程：

　　因為卵巢患疾開過腹腔鏡手術，在術後腹部一樣疼痛，身體也一直很虛。經朋友介紹認識了抓痧，親身體驗後，身體確實有了好轉，也深刻感受到抓痧對身體的幫助。想讓爸爸媽媽以及更多的人，身體變得更健康，於是拜楊淑惠老師學藝。

2. 學會抓痧後，我生命的改變：

　　學會抓痧後不只幫助自己，更幫助身旁的人。每次

在旅遊時，如果有遇到有人不舒服，便會幫不認識的朋友抓痧，他們都會馬上舒暢，繼續行程，我也快樂，學習抓痧之後，讓我更加有自信。

3. 案例分享：

因為幾年前車禍，左邊臉頰凸成一團團的硬塊，臉型不正，藉由抓痧的方式來軟化僵硬的肌膚，抓痧化瘀，把舊傷調出來，慢慢的硬塊越來越小，臉自然變正，用最自然的方式讓自己變美。抓痧可以使臉部輪廓更美，重點是沒副作用；選擇健康自然的美，是非常重要的，安全第一，臉部抓痧是最棒的美容方式。

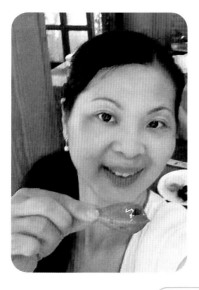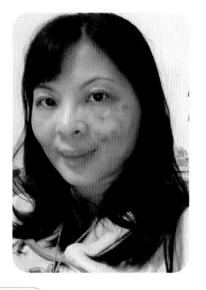

對照圖一

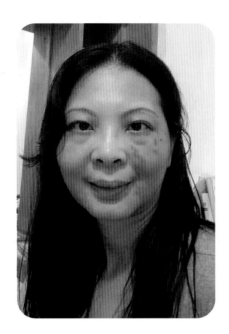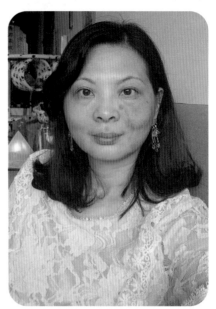

對照圖二

此案例是我的同學，她有巧克力囊腫，加上內分泌

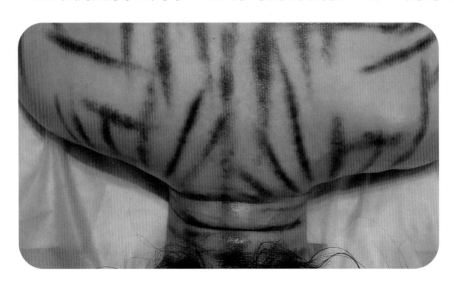

失調。由痧的狀況可得知身體缺氧，氣虛體質。現在固定抓痧保養。

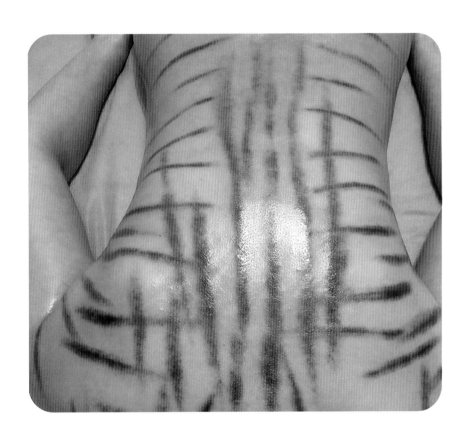

4. 對於抓痧的願景：

讓我服務抓痧的人，都非常感謝我，所以堅持抓痧的動力就源源不絕的湧現。未來更希望藉由抓痧團隊，持續一直抓痧，替更多人服務，更要將抓痧推廣至海外，讓全世界的人認識抓痧的奧妙與益處。

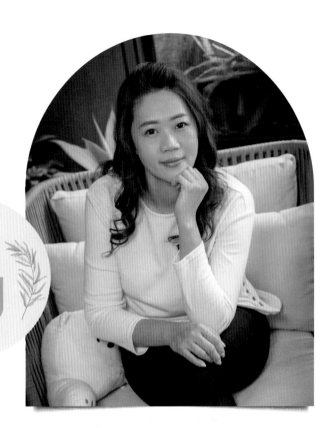

抓痧師
蔡詠淋

1. 成為抓痧師的心路歷程：

　　姐姐婕甄因為身體免疫力失調的緣故，要不斷地吃類固醇維持身體平衡。機緣之下接觸了抓痧，她藉由不斷抓痧的體驗治療，慢慢地不用依靠藥物。之後我們也了解抓痧可以幫助人，因此姐姐決定跟楊老師學習成為抓痧師。姐姐成為抓痧師的路程很艱困很辛苦，但看到她很有耐心的學習，我產生對抓痧的好奇心。我知道這條路很辛苦，但不捨看到姐姐一個人除了要抓朋友還有家人。鼓起勇氣要幫姐姐分擔，不怕辛苦也要成為抓痧

師，除了幫助家人，還能幫助更多人。加上楊老師跟姐姐的鼓勵，心裡更加有了信心，終於我也做到了；天下無難事，只怕有心人。

2. 學會抓痧後，我生命的改變：

剛開始學會抓痧後，讓親朋好友體驗抓痧。他們體驗的過程中，有的會痛，有的覺得很舒服；但每個人抓完的感受都不一樣。從楊老師教導抓痧的過程中，辨痧可以顯現出每個人身體的健康狀態，又可以看出人的個性。每當幫個案或親朋好友抓痧時，也能讓他們了解抓痧的好處。遇到我不了解的痧，傳給楊老師辨別；又讓我學習到，原來出痧更會顯現出身體的轉變。每當我聽見抓完痧的個案很舒服，就很開心。抓痧不只是自己改變，也幫助許多人。

3. 案例分享：

賴小姐是旅行社的領隊導遊，工作忙碌。因為腰受傷過，加上左手舉不起來，以前都是去指壓按摩，但舒服了一天後，隔天還是很不舒服。有次帶團經由朋友王小姐介紹，得知抓痧；但因為工作忙碌沒時間深入了解。最近因為疫情，空閒時期透過王小姐安排抓痧。第一次她抓痧過程覺得很痛，但是抓腰的時候卻很舒服的。原

本舉不起來的左手，抓完痧後竟然舉起來了。她覺得非常神奇，而因爲個案抓完痧的舒服跟改變，我也感受到喜悅。

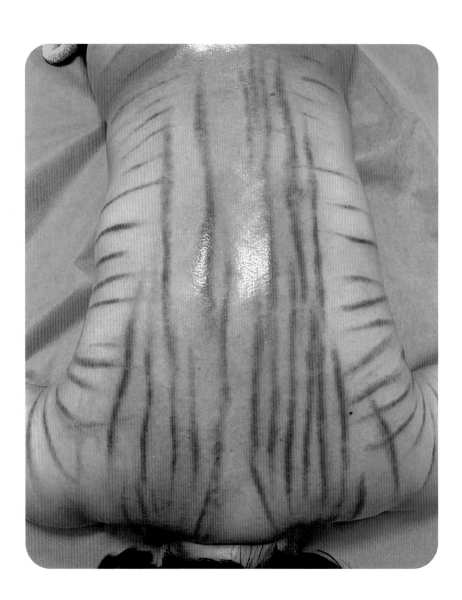

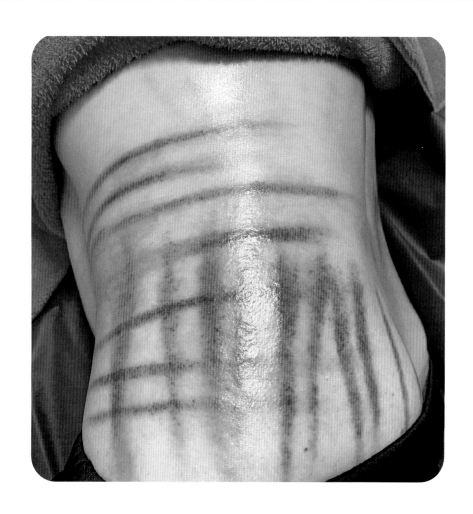

4. 對於抓痧的願景：

　　自從成為抓痧師後，不管接到什麼個案，我都期待和欣喜的，因為想到可以幫助他們紓解壓力跟不舒服。更希望每次抓完痧的個案身體愈來愈平衡。個案也會幫幫我們推廣抓痧，是一件可以讓身體變健康，心情又很美好的事情。

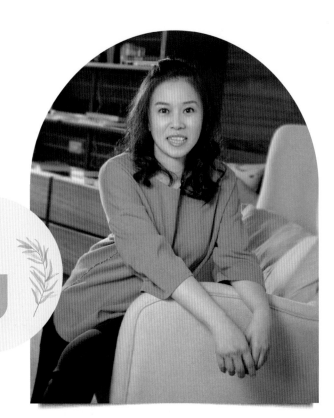

抓痧師
劉根妙

1. 成為抓痧師的心路歷程：

　　我跟先生從事餐飲工作，餐飲業勞心又勞力；凌晨起床準備各項事前工作，很費體力。從早到晚沒休息，為了生活打拚，但也因此身體愈來愈差。剛好經由朋友婕甄分享她體驗抓痧過程跟療效，所以我利用空檔時間體驗抓痧。抓痧的過程中，感覺身體的變化，看到抓痧師給我看了我的痧色。天啊！我的身體怎麼這麼嚴重。但是抓痧完的感覺身體舒服了起來。抓了幾次後，好奇抓痧的奧妙，以及抓痧對身體的好處；更深了解抓痧可

以幫助家人和朋友外，也可以多一份額外收入；決定請朋友介紹跟楊老師學抓痧。學習抓痧的過程很辛苦，時間也很緊迫，除了做生意外，還要排出時間學習抓痧。還好先生的精神鼓勵，讓我有了強大的信心，更加上楊老師不斷的鼓勵跟耐心，終於我成為了合格的專業抓痧師。

2. 學會抓痧後，我生命的改變：

　　剛成為抓痧師時，第一個想抓痧的人就是我媽媽。因為媽媽的身體不是很好，成為抓痧師後，最想做的事情，就是幫媽媽減輕身體的不舒服，當然也能幫助先生跟其他的親朋好友們。開始慢慢地了解楊老師教導的抓痧及辨痧的技巧，痧色表現出每個人體內的反應還有個性。每當接到抓痧工作時，心情很愉悅。因為想到到可以幫助人，又可以讓個案了解抓痧的好處；又可以推廣。重點是可以讓自己的身體慢慢變好，心態跟心情也改變跟提升。

3. 案例分享：

　　因為妹妹的工作都要長期熬夜，時時刻刻使用電腦。右手有痠麻的症狀，就是俗稱的滑鼠手，學名是腕隧道症候群；加上坐一整天導致肩頸痠痛，精神不濟。

騎車的時候手會痛，甚至無法旋轉把手；都要等疼痛感減輕才能再騎車，去醫院治療都只是短暫的舒緩。聽到妹妹的狀況很心疼，身為抓痧師的我，幫妹妹經由抓痧減輕疼痛。抓痧過程中妹妹覺得很痠痛，痧色表現出來的症狀更知道妹妹好辛苦忍耐著。幫妹妹抓完痧後，她第一句話說：「謝謝姐姐。我手跟肩膀的不舒服舒緩很多，整個人很輕鬆。」聽到妹妹說謝謝的時候，覺得我學的沒有錯，從中找到價值。

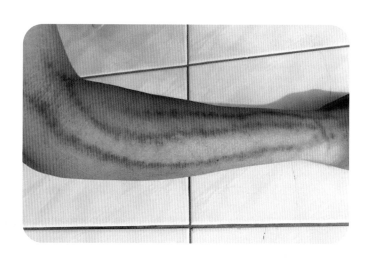

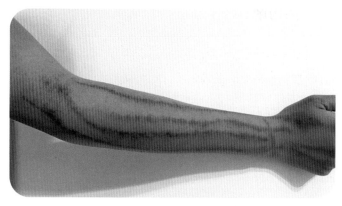

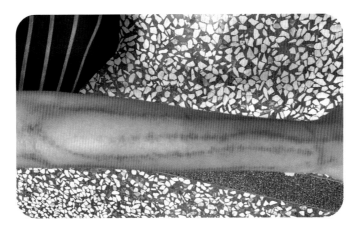

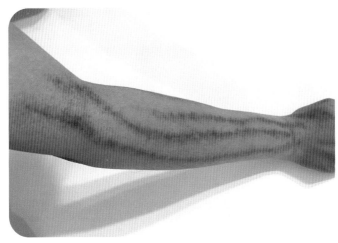

4. 對於抓痧的願景：

　　自從成爲抓痧師後，除了幫助親朋好友或個案抓痧，慢慢改善身體。最開心的時候，就是聽到他們抓完痧時的舒服跟減緩不適，讓我更有信心跟動力，也讓自己更成長，更有成就感。我相信在楊老師帶領之下，還有其他專業抓痧師，一起努力把「千羊抓痧」發揚光大。

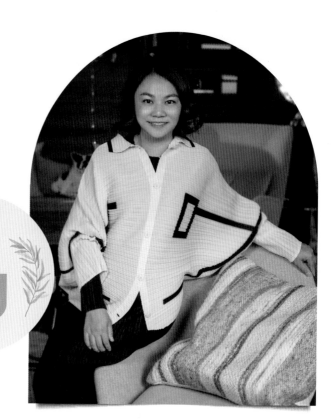

抓痧師
林佳潼

1. 成為抓痧師的心路歷程：

　　在接觸抓痧之前，我是一個保險業務員，有工作上的壓力。身處在高壓的工作和生活環境下，不僅煩惱工作和業績，也操心家裡的各項問題，例如經濟、小孩的成長和教育等問題，長時間的壓力累積下來，我的身心都感到非常沉重。也因此我睡眠狀況一直不好，淺眠兩三個小時，醒來幾個小時，又睡兩三個小時，總覺得腳步非常沉重，常常跌倒，東撞西撞。再加上妊娠糖尿病產後嚴重到變為第二型糖尿病，身體一直處於疲倦、睡

不著，以及易怒的狀態。某天 LINE 收到一張照片，看起來像是經歷一場「鞭刑」似的「抓痧」。第一次聽到，抱著嘗試的心態，開啓我對抓痧的好奇。在第一次抓痧時，我便決定要學習抓痧；也因此拜入楊老師門下，開始學習抓痧；現在的我，除了是從業將近二十年的專業保險業務員，也是老師認可的專業抓痧師，萬分感謝恩師。

2. 學會抓痧後，我生命的改變：

在經過長期抓痧後，現在血糖指數很穩定，身體變輕盈了，腳步不再沉重到常常跌倒，更有雕塑身材的效果；加上睡眠更深層，讓我每一天都有充足的精力，面對生活和工作的各項挑戰。

除了身體改善，我的心靈也有所改變，不再像以前那樣，時常擔憂還沒發生的事情，不那麼容易緊張焦慮，我變得更樂觀，更有自信，更豁達開朗。大家看到我的轉變，都感到驚奇，也爲我開心。說眞的，我從未想過自己可以兼顧兩樣事業，未曾想過自己能擁有如此輕盈、快樂且健康的生活。

3. 案例分享:

　　我自己就是抓痧最有感的案例。因為姙娠糖尿病演變而成的第二型糖尿病,糖化血色素一直是我非常在意的指標,從去年和今年的檢驗單來看,我的糖化血色素降下來了,抓痧功不可沒!希望我的案例也能鼓勵所有和我有一樣困擾的朋友。

廖重佳內科診所

姓名:林佳潼　　　　　　　　　　　　　　送檢日期:108/07/13
性別:女　　　　　　　　　　　　　　　　報告日期:108/07/13
送檢單位:廖重佳內科診所　　　　　　　　檢驗序號:300907

檢查項目	中文名稱	檢驗結果	參考值(單位)
糖尿病篩檢(檢體種類:血液-生化)			
HbA1C	醣化血色素	8.5 ↑	4.0-6.0%

廖重佳內科診所

姓名:林佳潼　　　　　　　　　　　　　　送檢日期:110/06/11
性別:女　　　　　　　　　　　　　　　　報告日期:110/06/11
送檢單位:廖重佳內科診所　　　　　　　　檢驗序號:301906

檢查項目	中文名稱	檢驗結果	參考值(單位)
糖尿病篩檢(檢體種類:血液-生化)			
2　HbA1C	醣化血色素	7.3 ↑	<5.7%

80 年次的女性，卻因長期無法深層睡眠，而困擾不已。嘗試過按摩，但沒有太大幫助。某次妹妹推薦她「抓痧」，她抱著嘗試的心情，第一次抓完痧後，隔天告訴我：「抓痧後，睡的超好，差點睡過頭，身體感覺變輕了。」根據痧的呈現，得知熱火，體內微發炎，有過敏反應，水腫體質。

　　現在的她每個月從苗栗到台中找我抓兩次，除了睡眠品質提高，原本背部的凸起平坦許多，排便也順暢。

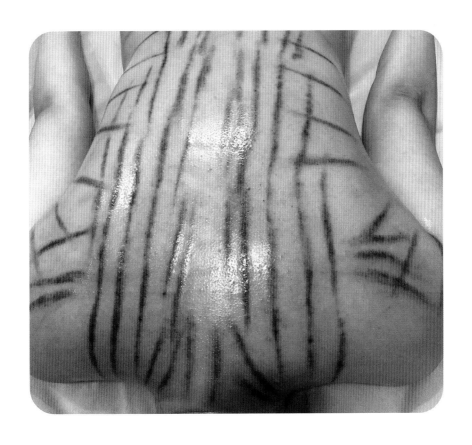

　　60 歲的阿姨，每晚早早就寢，卻總是躺了兩個小時才入睡。睡一兩個小時後起身如廁，一個晚上總要起來很多趟，卻又不希望服用安眠藥處理睡眠問題。某天看到女兒體驗抓痧後，就請女兒帶她來。記得第一次來抓痧時哀哀喊痛，抓完後，叮嚀阿姨回去多喝水，隔天詢問阿姨時，她說：「謝謝妳，昨天晚上十點多就睡了，雖然起身如廁一次，但很快又入睡。」

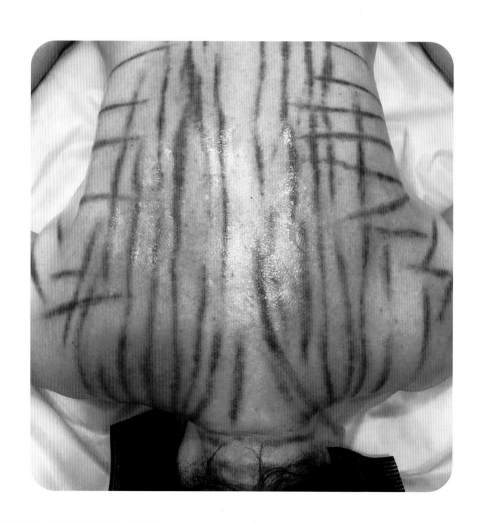

從痧的狀況，得知虛火燥熱，缺氧體質。需要注意血壓和心血管問題。

阿姨都說，雖然抓痧會痛，但下次還是來繼續抓，因爲抓痧完，眞的身體都變得輕盈，睡眠品質也提升了。

4. 對於抓痧的願景：

只有親身經歷過，才知道黑暗的日子多麼難熬，也才知道並珍惜光明的美好。保險業務員的辛苦，我最能體會，我也有不少同事也成了我的抓痧個案。看著他們身心獲得放鬆，能夠從只有一個小時的深層睡眠，提升到整夜的深層好眠。甚至聽到他們說身心變得輕盈，身體的緊繃和不舒服都被鬆開和釋放，我也感到欣慰。希望在未來的日子，可以幫助更多和我一樣症狀的人，能夠不依靠藥物就有充足的睡眠，能和我一樣，糖化血色素控制在正常值。不要覺得自己得了糖尿病就沮喪，也能像我一樣，控制得宜，不再被身體的病痛束縛，獲得輕鬆和愉快。期許自己能像老師一樣，在抓痧之路上持續往前，精進技藝，幫助更多人。

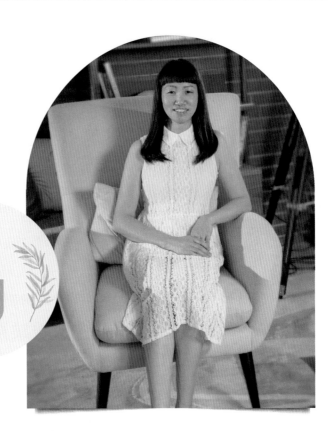

抓痧師
肖淑華

1. 成爲抓痧師的心路歷程：

　　在參加一次聚會後，認識了抓痧。先生體驗了肩頸頭，當下感覺放鬆舒服。後來有一次剛好手放在他的脖子上，發現他的富貴包變軟了。只被抓痧一次就軟了，我覺得很神奇，所以後來我和先生還有再找抓痧師進行半身的抓痧。回想小時候曾有中暑而被長輩揪痧的經驗，但這次體驗半身的抓痧後，發現和我小時候體驗的揪痧有著極大的區別。不論是手的技法，還是出痧完後的放鬆，都讓我覺得驚奇，於是拜入楊老師門下，學習

這門古老的技藝；因為我知道學習抓痧，既能讓自己擁有技藝，也能讓家人和身邊的人獲得健康。

2. 學會抓痧後，我生命的改變：

　　現代人都生活在冷氣、冰箱和冷飲的時代，也隨著現代社會生活、學習和工作壓力的加大，越來越多人的身體都處於亞健康狀態。我們時不時在報紙電視上，看到或聽到一些消息，說某人突然去世，或是得重病。難道他們這病是一夜之間得的嗎？絕對不是，那怎麼在這之前不知道呢？因為沒有症狀，被忽略。病症難道就查不出來嗎？可以，抓痧就可以。抓一抓就會發現你到底有沒有毛病，抓痧可以預防未來的病，稱之為未病。未病階段也稱之為亞健康狀態，人之所以生病，很多時候是因為局部筋結沾黏，氣血循環不通，而抓痧主要是通過在皮膚上熱力加速力的摩擦，打通氣血系統，加速血液循環，從而達到疏通經絡、驅風散寒、清熱除濕、活血化瘀和調整陰陽的作用。通過抓痧，可以排出體內的濁氣和血液中不乾淨的東西。學了抓痧之後，我覺得抓痧可以治病、保健、美容，和診斷的效果。我被抓痧後，身體越來越健康，之前呼吸不順暢，持續抓痧後，呼吸順暢，氣色變好，睡眠品質大幅提升，現在已經可以進入深層睡眠；抓痧讓我和家人變得更健康。

3. 案例分享：

　　我的家人都是抓痧的受益者；先生患有糖尿病，一開始幫他抓痧時，出水非常黏稠，但隨著抓痧的次數越來越多；出水變得不那麼黏稠，血糖也降下來，目前很穩定。因為這樣，家人更明白抓痧的好處，而我的大姑，現年 63 歲，年輕時因為工傷意外，傷了手腕，留下一道長而深的疤痕，有時候也會感到疼痛。她退休後，雖然不如以往那麼勞累，但長期累積的病痛，漸漸浮現。某天醒來，她的手痠麻不已，第一次抓痧後，當下手就不再痠麻；持續抓痧後，除了解決原本手麻的問題，手腕也變得靈活多了。

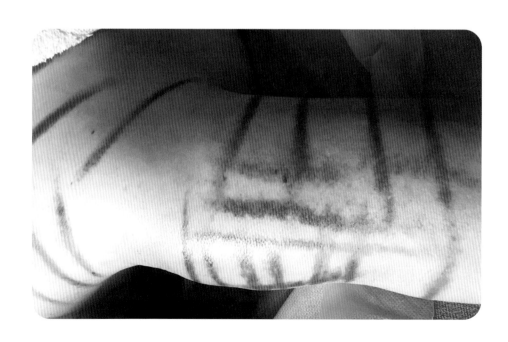

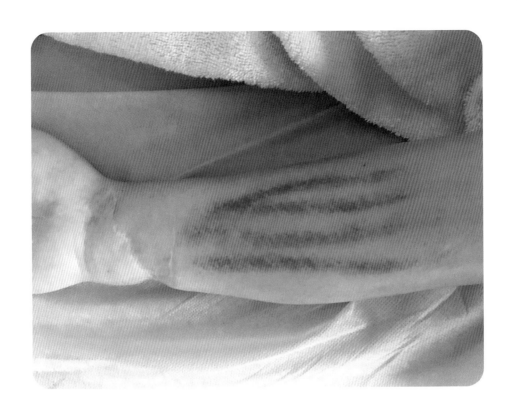

4. 對於抓痧的願景：

　　一場雨，知道了雨傘的重要；一場病，知道了健康的重要。下雨，傘不好借；生病，錢不好借。雨太大，有傘也沒用；病太重，有錢也沒用。最好是趁雨小的時候，找個地方避雨；趁沒病的時候，用合適的方法養生防病。這段話很有哲理，提醒大家趁著「雨小」，抓痧調理身體。未來希望可以持續在抓痧的道路上精進，幫助更多人獲得健康。

抓痧師
張耘睿

1. 成為抓痧師的心路歷程：

　　因於哥哥的岳父家中，偶然看見楊老師的學生，正在替個案服務抓痧，因此產生了好奇心。在此之前，我本身就是一名按摩師，從事按摩推拿的工作已久。經過親身體驗後，了解到按摩並無法將身體毒素排出，但抓痧可以很明顯的將毒素排出，並讓身體痠痛紓解；尤其是推拿和按摩，只能暫時的舒緩肌肉不適，更將體內的氣推擠到我們的四肢末稍，無法將長期淤積在血管中的痧和毒素排出。因此萌生了想要學習抓痧的念頭，通過

該名學生的引薦，拜入了楊老師門下。

2. 學會抓痧後，我生命的改變：

　　對於我的工作來說，更有信心處理個案的問題，當今天遇到不同狀況的個案時，我明白抓痧可以帶給他們健康，而這是按摩和推拿所比不上的好處。我也更能幫助個案減緩或療癒他們不舒服的身體，對我來說，是非常有成就感的一件事。我雖然身體健康，但卻有睡眠的問題，常常半夜醒來，或是非常淺眠，身體無法獲得充足的休息，有時候隔天精神不好，容易昏昏沉沉。抓痧後，我的睡眠狀況改善，能夠進入深層睡眠，得到真正的休息和放鬆，隔天精神飽滿。以前從沒有想過，身體的毒素會這麼多，抓痧後，才意識到身體保養的重要性，更注重身體健康。

3. 案例分享：

　　這位媽媽來找我抓痧時，五十肩的狀況非常嚴重。55歲的她，從出社會開始，一直從事工廠作業員的工作，年輕時為了家庭和孩子，常常拚命加班，沒有休息。因此長期固定姿勢，導致肩膀處無法正常伸展，肌肉沾黏的狀況非常嚴重，影響抬手的幅度，手舉至額頭的高度，就會劇烈疼痛。她說現在孩子大了，不用再像以前沒日沒夜的工作，可以好好休息養生，卻不料身體早已

不堪負荷。嚴重到醫生要她每天去進行復健，持續了兩個多月的復健後，沒有任何起色，也影響到家庭生活。

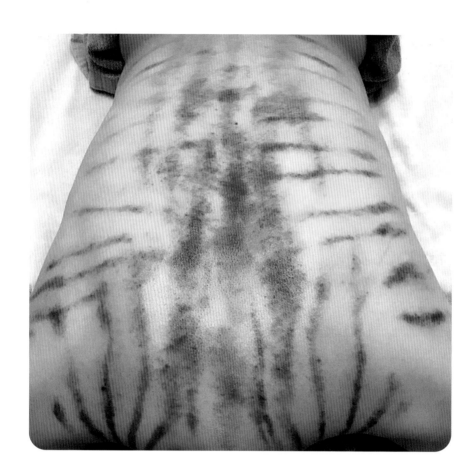

後來，她經過介紹，找我抓痧。第一次抓痧後，她說疼痛的狀況減輕許多。前三個月每週抓痧一次，後三個月可以半個月抓痧一次；短短半年的時間症狀減輕，且舉手幅度已擴大許多，雖然她已有年紀，不能百分之百康復，但能回復八成，她也很高興。回診時，醫生也驚訝，沒有開刀、吃藥和復健，就能有如此的回復。身為抓痧師，看到個案好轉改善，為她開心之餘，也很有成就感。

4. 對於抓痧的願景：

　　希望能夠通過抓痧，幫助更多人得到了解自己的身體狀況，獲得健康。尤其鼓勵年輕人學習並傳承抓痧，畢竟我們的社會高齡化，生活壓力也大，許多長輩都需要藉由抓痧維持健康。與其讓長輩花錢吃藥開刀，為什麼不用無侵入性，無副作用的抓痧來保養身體，重獲健康呢？希望越來越多的年輕人也能和我一樣，學習這門技藝，愛護自己的身體，保養長輩的健康。

4-3 抓痧常見 Q&A

Q：抓痧會讓身體狀況持續改善嗎？

A：會。透過判斷，先施以趕痧，透過循序漸進的方式，定期抓痧保養，能達到改善，如中斷會影響成果。

Q：個案諮詢抓痧時，是否要先告知本身哪些部位不適？

A：可以。但抓痧師也會透過專業判斷，給予定一步的推論與說明，並且透過抓痧進行調理，進而舒緩身體不適。

Q：抓痧時，靠近動脈的部分會不會受傷？會不會造成中風等危險的副作用？

A：不會，抓痧是透過指腹熱力加速力，將深層淤痧從皮表拉出，達到血液循環，加速代謝的效果。

Q：抓痧跟刮痧之差別？

A：抓痧是以用指腹進行熱力加速力，無侵入性之物理療法，且範圍全面性。刮痧必須使用器具完成，靠外力出痧，且範圍有所侷限。

Q：抓痧過程中爲何會有灼熱刺痛感？

A：因爲抓痧是運用指腹熱力加速力，是正常出痧時的反應，身體並不會有任何傷口。

Q：抓痧很痛嗎？看照片好像很可怕，好像有傷口？

A：每個人的痛感不同，只有出痧時才會有鋒利感覺，事後洗澡也不會有刺痛感。

Q：需要多久抓痧一次？

A：抓痧調理療程 7 天 1 次，10 次爲基準，之後 14 天 1 次，也是以 10 次爲基準。

Q：抓痧會不會留下疤痕？

A：不會，因爲出痧是因爲體內代謝在表皮上，大約 3-7 天就會淡化。

Q：抓痧完每個人都會這樣一條一條的嗎？

A：因人而異，沒有的話代表血紅素較低。痧色漂亮不暗沉，代表循環好。

Q：抓完痧之後，個案如何透過痧的變化了解健康狀況？

A：除了本書中的參考案例，每一位抓痧師都會因為個案實際狀況，進行解說與療程建議，每個人的調理週期也會因人而異，不妨安心交給抓痧師進行專業研判。

Q：生理期可以抓痧嗎？會有血崩的危險嗎？

A：生理期非常適合抓痧，透過抓痧促進血液循環，提升代謝，使血塊順利排出，經血順暢。

Q：懷孕期間可以抓痧嗎？如果孕婦中暑可以抓痧嗎？會有危險嗎？

A：可以，只要妊娠週期滿 4 個月，產檢狀況胎兒與母親都正常。抓痧為無侵入性自然物理性療法，並無任何風險。

本書內容與案例均為個人經驗分享，如有病症不適，請先檢查就醫。

千羊抓痧服務團隊官方資訊及聯絡方式

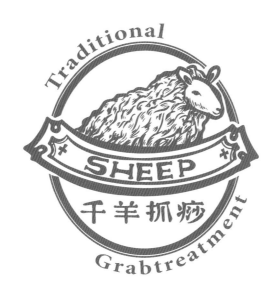

抓出病因，聽痧說話—健康自癒就從抓痧開始

抓出病因，聽痧說話｜健康自癒就從抓痧開始

【渠成文化】 千羊智庫 001

作　　者	楊淑惠、千羊抓痧團隊
圖書策劃	千羊抓痧
發 行 人	張文豪
出版總監	柯延婷
執行主編	林思彤
校對審閱	蔡青容
封面設計	L.M Design
內頁編排	賴賴
E - m a i l	cxwc0801@gmil.com
網　　址	https://www.facebook.com/CXWC0801
總 代 理	旭昇圖書有限公司
地　　址	新北市中和區中山路二段 352 號 2 樓
電　　話	02-2245- 1480 （代表號）
印　　製	上鎰數位科技印刷
定　　價	新台幣 380 元
初版一刷	2022 年 05 月

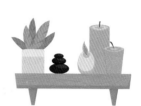

ISBN 978-986-06084-1-0(平裝)

國家圖書館出版品預行編目(CIP)資料

抓出病因,聽痧說話 ：健康自癒就從抓痧開始
/楊淑惠, 千羊抓痧師團隊著. -- 初版. -- [臺北
市] : 匠心文化創意行銷有限公司, 2022.05
　面； 　公分
ISBN 978-986-06084-1-0(平裝)
1.刮痧

　413.99　　　　　　　　　　110000395